U0219051

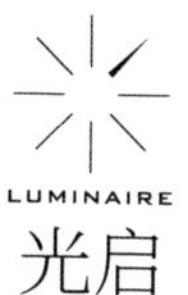
LUMINAIRE
光启

守望思想　逐光启航

# 以毒为药

古代中国的医疗、文化与政治

刘焱 著
朱慧颖 译

上海人民出版社
LUMINAIRE BOOKS
光启书局

献给我的父亲和母亲。

# 目　录

# 中文版序

刘　炎

拙作《以毒为药》的中文版问世了，我的心情欣喜又忐忑。欣喜的是我能有机会与中文读者分享这些年来对中国古代医疗史研究的一点心得体会，忐忑的是我此前并没有太多中文出版的经历，现在将这本小书呈现在各位面前审视，很好奇大家会有什么样的反应。作为我的第一本学术专著，这本书源于我的博士论文，2011年开题，2015年论文完成，2021年英文版*Healing with Poisons: Potent Medicines in Medieval China*最终出版，前后花了整整十年时间。

该书是一部关于中国古代毒药使用的文化史。"是药三分毒""以毒攻毒"这样的中医概念对于中文读者来说并不陌生，甚至可以说是常识。在西医的范畴内，人们也常常举化疗的例子来说明毒与药的辩证关系。本书的目的即是将这一朴素的"常识"放在中国历史的脉络中审视，探究其文化渊源与历史变化。本书最初的问题意识来自一个比较的视角，即中西医疗文化的比较。西方学界对中医史的研究有将近半个世纪的历史，不少学者受后殖民主义和后现代主义思潮的影响，将中医视为一个独立的、有自身逻辑的、与西医截然不同的文化体系。

这种彰显传统医学独特性的看法固然有其启发性，但也常常忽视了中医内部的复杂性以及不同文化的医学传统之间千丝万缕的连结。当然，考察这种连结的方式并不是简单地把中医放在西方现代生物医学的框架下评估，也不是试图在中医里找寻现代科学的起源。这种关联更多地体现为不同医学体系在操作层面上的类似之处（譬如说以毒为药），虽然其思想依据和文化背景大为不同。这样的视角避免我们将中西医体系完全对立起来，导致两极化的倾向——不是将中医视为理想化的他者（在西方世界尤甚）就是将其完全否定（在中文世界更为显著）。也就是说，本书并不是盲目地推崇中医，也不是一味地批判中医，而是到历史中找寻其有价值的用药理念和操作，为我们今天的医疗实践提供超越文化本质主义的启示。

本书英文版2021年出版之后，有十几位同仁慷慨撰写中、英文书评，为本书提出了不少有建设性的建议和意见，令我受益良多，在此一并表示感谢。其中有几点值得在这里略为展开，以作回应。首先是比较医学史的面向。毋庸置疑，药毒不分并非中医之独有理念，在很多其他文化的医学传统中都能看到。本书在序言中提及的古希腊文化中的“*pharmakon*”即为一例，它与古代中国“毒”的概念遥相呼应。由于篇幅所限，本书没有详细讨论这两个概念在中西医疗文化史中的异同点，感兴趣的读者可以参看我最近发表的两篇文章。[①]在本书英文版出版之时，还有两本有关毒药的专著也一同问世。一本是医学人类学学者芭芭拉·格克（Barbara Gerke）对于藏医中的毒药（尤其是水银类药物）在医疗宗教活动中使用的研究，[②]另一本是医学史学者阿丽莎·兰金

---

① Liu［刘焱］，“Poisons in the Premodern World”；“Understanding Poison,” 290－296.

② Gerke, *Taming the Poisonous.*

(Alisha Rankin)的关于欧洲文艺复兴时期毒药试验的考察。[①]这两部著作与拙作同年出版，医学史学者戴维·阿诺德(David Arnold)提出了"毒药转向"(toxic turn)的观点——他认为毒药提供了一个独特的视角，不仅让我们对不同文化传统中的医疗、社会、性别等诸多面向有更深的理解，而且更重要的是，毒药在欧亚大陆不同文化圈之间的流动与转变是研究全球史的绝佳切入点。[②]

最后一点值得再多说几句。我在撰写博士论文的时候，曾有意探索域外毒药在中国使用这个子题，但在之后的研究中发现，这样的毒药并不多。本书的第四章提及了硇砂这种毒药：它从中亚地区由丝绸之路传入唐帝国，并成为朝廷贡品；第七章提及炼丹中用到的波斯铅，为唐代丹家所珍视。但是没有一种外来毒药可以撼动像附子、水银这些本土毒药在古代中国医学中的地位。唐代的僧人义净在其《南海寄归内法传》中指出乌头附子为"神州上药"，而域外药物中唯有郁金香(即今天的藏红花)、龙脑、丁香之类的香药"是唐所须"。[③]为何外来毒药不为中土重视？是因为本土的毒药已经相当丰富，无须再外来引入，还是因为域外医疗文化中毒药的使用并不显著、影响力有限？个中原因还有待进一步考察。有意思的是，如义净所言，外来香药被唐人所青睐——这类来自南亚和东南亚的具有浓郁香味的药物在唐宋时期大量输入中国，并常常被用作解毒药，对当时的医疗、宗教、饮食文化有深远的影响。这正是我目前进行中的第二本专著所涉及的课题。

那么，我们今天对"毒"的负面理解是从何时开始的呢？虽然药毒

---

① Rankin, *The Poison Trial*.

② Arnold, "Toxic Remedies," 1–10.

③ 《南海寄归内法传校注》卷3，第153—154页。

不分的思想贯穿整个帝制中国，但是到了明清时期发生了一些变化。李时珍在其《本草纲目》毒草类中的“芫花”一条中描述了使其“毒灭”的炮炙技术，此灭毒概念为本草书中新出，暗示此处的“毒”已无正面意涵，更类似于我们今天所认知的有害之“毒”。[①]事实上，中国传统药学中这种负面的“毒”的概念已经可以在唐代的炼丹书中看到。当时的丹家发明一系列方法除尽水银之毒，以炼就安全的丹药（见本书第七章）。当然，我在这里并不是暗示在中国古代炼丹术中可以看到现代毒理学的端倪——这两个传统的思想基础完全不同。我试图说明的是我们能够在中国古代找到一些药毒分离的蛛丝马迹，虽然此现象远不如中世纪的欧洲显著，而到了明清时期，这种迹象才变得更加明显。是什么原因导致这样的变化呢？一种假设是从16世纪起欧洲传教士将西方医学知识传入中国，影响了中国传统药学发展的轨迹。另一种假设是此变化是内生的，可能与明末勃兴的物质文化有关。我们需要进一步的研究来回答这个问题。

本书英文版完成之际，正是新冠疫情肆虐全球之时。转眼间四年过去，我们在疫情之后仍在不断反思这场规模前所未有的流行病给我们的教训和启示。而在抗击这种新型疫病的过程中，“到底是中药还是西药更有效”的讨论又把中西医之争推到了风口浪尖。我在这里无意裁决孰对孰错，只是想提示大家类似的对于药物使用及其有效性的讨论与争辩古来有之，而且疫情中我们看到的政府对于本土医学的大力推崇以及药物对个人身体的猛烈冲击都能在古代中国的医疗文化中看到影子。作为历史学里的一个子学科，医疗史尤其关注当代医学和公

① 李时珍：《本草纲目》卷17，第1214页；Unschuld, “Zur Bedeutung des Terminus *tu*毒,” 180–181。

共健康动向，试图从历史中汲取经验，为今天的行医用药提供新的视角与可能性。虽然本书所涉及的年代与今天有千年之隔，但是我希望它能从辩证用药的角度打破中西医的壁垒，为今天的用药实践——无论是中医、西医，还是其他任何传统医学体系——提供有意义的思考。

最后，我要感谢朱慧颖博士为翻译本书所做的卓越工作。朱博士有丰富的翻译经验，尤其在医学史领域已出版过几本上乘译作，她准确、流畅、生动的翻译为本书增色不少；她在一些具体词语的翻译上尽心尽力，与她的讨论给我很多启发。同时，我要感谢余新忠、陈引驰、王一方三位老师慷慨地为本书撰写推荐语。还要感谢光启书局的张婧易女士最早联系我，表示出对翻译、出版本书的兴趣，并在过去的三年里尽量照顾到我的工作节奏，高效负责地完成本书的编辑、出版和宣传工作。

在校对本书中译本之时，女儿出世了。虽然她的到来让我校书的进度变慢，但是她给我带来了无穷尽的欢乐、惊喜和对人生的感悟。谢谢你，鹿鹿。

# 致　谢

撰写此书的十年中，很幸运一直有许多人在专业和生活上给予我帮助。在该项目的早期阶段，栗山茂久（Shigehisa Kuriyama）敏锐的洞察力和诗意的敏感性让我受益匪浅，凯瑟琳·帕克（Katharine Park）带我学习欧洲医学史，罗柏松（James Robson）传授我中国宗教专业知识，我也大大得益于他们的教诲（三人均供职于哈佛大学）。这几位心地善良的优秀学者为本项目奠定了坚实的基础。

在我的思想和本书成形的过程中，其他一些中国史和医学史学者也发挥了重要作用。我在密歇根大学求学期间，董慕达（Miranda Brown）点燃了我对中国医学史的兴趣，而且从此成为我学术追求的坚实后盾。艾媞捷（TJ Hinrichs）为本书贡献了许多真知灼见，并提供了各种机会帮助我发展事业。韩嵩（Marta Hanson）不吝于抽出时间和我分享她的专业知识，在本书的后期阶段尤其如此。我也要感谢李建民，他具有丰富的中国医学史知识，为我提供了宝贵的建议。

在撰写、修改本书的过程中，许多同事的帮助与支持使我获益良多。尤其感谢范家伟细心阅读整部书稿，并提供很多真知灼见和重要的文献资料，让我避免了不少错误。陈昊、边和也阅读了整部书稿并提出很有帮助的修改意见。司昆仑（Kristin Stapleton）、吉安娜·波马塔

（Gianna Pomata）和李兰也阅读了书稿的不同章节，并作出了有用的评论。我还从徐源（Michael Stanley-Baker）、陈韵如和杨德秀（Dolly Yang）那里得到很好的反馈，他们是一个已有十年之久的线上阅读小组的核心成员，我非常喜欢这个小组。和许多同事的交谈、通信帮助我认清了新方向，阐明了本书的观点，对此我心怀感激，尤其要感谢陈明、程晓文、柯鹤立（Constance Cook）、杰里米·格林（Jeremy Greene）、戴维·赫茨伯格（David Herzberg）、雷祥麟、廖育群、刘小朦、黄薇湘（Margaret Wee Siang Ng）、普鸣（Michael Puett）、沙加尔（Laurent Sagart）、席文（Nathan Sivin）、杨劭允、张燕华和郑金生。我还要谢谢梁俐菁（Elaine Leong）和古尚行（Pierce Salguero）给我机会，让我分别在"处方项目"（Recipes Project）和"亚洲医学区"（Asian Medicine Zone）与公众分享我的发现。

过去几年里，我曾在亚洲研究协会（AAS）年会、国际科学技术史大会（ICHST）、美国宗教学会（AAR）年会、国际东亚科学史会议（ICHSEA）等会上介绍本书的部分内容。在此，谢谢听众们提供的深刻见解。此外，我还在罗切斯特大学、约翰斯·霍普金斯大学和宾汉姆顿大学展示过本书的一些章节，我要感谢莎拉·希格利（Sarah Higley）、劳拉·斯莫勒（Laura Smoller）、韩嵩、梅尔清（Tobie Meyer-Fong）、梅格·莱亚（Meg Leja）的盛情邀请和款待。

本书的研究与写作得到了许多机构和奖学金的大力支持。2012—2013年的哈佛大学谢尔顿游学奖学金（Frederick Sheldon Traveling Fellowship），资助我在大英图书馆、法国国家图书馆和中国台北"中研院"开展为期一年的研究，收集研究资料并和该领域的专家进行交流。我特别感谢罗维前（Vivienne Lo）、戴思博（Catherine Despeux）和李建民在这些机构热情接待了我。梅隆基金会（Andrew W. Mellon Foundation）支持我在多伦多大学杰克曼人文研究所（Jackman Humenities Institute）做了一年的博士后工作，那一年的生活十分精彩。在那里我和同事们热烈讨论，除了中国古代史之外，增长了物质文化研究的相关知识。我们的讨论相互促进启发，我们一起度过了许多快乐时光，因此我感谢那里的全体成员，包括院长罗伯特·吉布斯（Robert Gibbs）和我的博士后同事马特·科恩（Matt Cohn）、克里斯·丁沃尔（Chris Dingwall）、彼得·琼斯（Peter Jones）、尤金妮亚·基辛（Eugenia Kisin）、加布里埃尔·莱文（Gabriel Levine）、拉希德·塔苏丁（Rasheed Tazudeen）。我尤其要向尼古拉斯·埃弗雷特（Nicholas Everett）和吴一庆道谢，谢谢他们在多伦多大学帮助我深入研究。东亚系的冯令晏（Linda Rui Feng）、孟悦、钟雨柔等学者也为该项目的发展提供了知识素材。

我在纽约州立大学（SUNY）布法罗分校历史系有一个良好的学术阵营，这个系为青年学者的成长提供了一个支持性的、融洽的环境，我感谢维多利亚·沃尔科特（Victoria Wolcott）和埃里克·西曼（Erik Seeman）营造了这样的环境。我特别感谢司昆仑的指导，她的慷慨和善良使我在布法罗过得很愉快。历史系和其他系的同事，如戴维·赫茨伯格、詹姆斯·博诺（James Bono）、苏珊·卡恩（Susan Cahn）、恩杜布埃塞·姆巴（Ndubueze Mbah）、沃尔特·哈卡拉（Walter Hakala）等，启发我在该项目的不同发展阶段进行思考。迈克尔·凯西（Michael Kicey）为我在布法罗图书馆查找资料提供了极大的帮助。布法罗分校人文研究所教师研究奖学金和艺术与科学学院青年教师研究奖学金给了我一年的研究休假来完成书稿，这是我非常需要的。此外，纽约州立大学的“德雷舍博士多样性与包容性休假计划”（Dr. Nuala McGann Drescher

Diversity and Inclusion Leave Program）给了我一个学期的假期，让我按时完成书稿的修订。没有这样的大力支持，本书的完成会困难得多。

华盛顿大学出版社（UWP）洛丽·哈格曼（Lorri Hagman）一流的编辑工作，确保了本书的顺利出版，我很感激她对本项目的信心以及在此过程中给予的所有专业帮助。也谢谢两位匿名评审人提出建设性反馈意见，使我可以改进书稿。华鸥（Oriana Walker）是从事医学史研究的同行，她在书稿修改的最后阶段为我提供了中肯的实质性建议和编辑方面的帮助，在此我对她表示感谢。理查德·艾萨克（Richard Isaac）细致地审读了书稿，苏珊·斯通（Susan Stone）很专业地编制了索引，朱迪·洛温（Judy Loeven）帮着看了一遍校样，减少了错误。我也感谢玛格丽特·沙利文（Margaret Sullivan）在我校阅书稿期间对我的支持，以及贝丝·福格特（Beth Fuget）提出的建议——她和布法罗分校的克里斯托弗·霍利斯特（Christopher Hollister）合作，指导我完成了本书开放获取（open-access）版的制作。我还特别感谢布法罗分校的图书馆，慷慨地资助我出版这本书的开放获取版。

此外，感谢美国国会图书馆、法国国家图书馆、德国柏林国立图书馆和中国北京的文物出版社允许我在书中使用它们的图片。本·皮斯（Ben Pease）在地图的绘制中帮了大忙，本书的出版也得到了中国传统文化与社会图书基金（Traditional Chinese Culture and Society Book Fund）、蒋经国国际学术交流基金会和布法罗分校人文与科学学院朱利安·帕克出版基金（Julian Park Publication Fund）的慷慨资助。我还要感谢台北“中研院”在新冠疫情期间向公众开放了精彩的汉籍全文资料库（Scripta Sinica），使我得以查找关键的文献资料，按时完成本书。当然，书中所有的错误都是我的问题。

在我从事本项目研究和追求知识的旅程中，我很幸运一路上有许多朋友相伴，他们不仅在我的研究中给予我帮助，而且极大地丰富了我的生活，这些朋友是：马戈·伯尼希-利普钦（Margo Boenig-Liptsin）、边和、洪广冀、柯丽娜（Natalie Köhle）、平梵（Philip Zhang）、于文、文欣、刘晨、克礼（Macabe Keliher）、陈惟煜（Wayne Tan）、古大牛（Daniel Koss）、萧建业（Victor Seow）、陈凯俊、姜丽婧、爱德华·伯尼希-利普钦（Edward Boenig-Liptsin）、梅根·福尔马托（Megan Formato）、詹娜·托恩（Jenna Tonn）、孟文昭、胡思源、普丽蒂·乔西（Priti Joshi），等等。我还在密歇根大学时，当我决定从科学转向人文学科，王玄、戴维·帕克（David Parker）、蒋真姬（Jinhee Chang）、肯·卡迪根（Ken Cadigan）、埃里克·恩格尔（Eric Engel）和裴志昂（Christian de Pee）毫无保留地支持我。没有他们的鼓励，我无法想象能走到这一步。

感谢弟弟对我一如既往的信任和支持，他给我欢笑与力量，为我提供看社会的不同视角，我非常珍惜我们在各处旅行、远足的美好经历。感谢父母理解和尊重我所选择的一条不合常规的学术之路，并为我提供各种支持，一直给我鼓劲打气。现在他们已是耄耋老人，能看到这本书中译本的出版，对我的研究成果有所了解，是非常快乐和欣慰的事。我将这本书献给他们。

2020年我花了半年时间在美国西北海岸修订这本书，当时一场前所未有的疾疫正肆虐全球。在那个超现实的时刻，面对迷茫的未来，我非常幸运有一格相伴。虽然写作常被认为是一种孤独的努力，但我从未感到孤单。她的智慧、不断的鼓励和强烈的幽默感，更不用说她为改善书稿提出的许多好建议，使我写作本书时既充实又愉快。在那艰难的时刻，她的陪伴是我生命中的灵丹妙药。

# 序　言

9世纪早期，士大夫刘禹锡在中国西南为官时生病了，身体滚烫，如同被火烧灼，这是血气不通的症状。在朋友的建议下，刘禹锡去看当地的一名医生，后者检查完后，责备刘禹锡起居作息有问题。他给刘禹锡开了药，又告诫他说："然中有毒，须其疾瘳而止，过当则伤和，是以微其齐也。"药丸起效了：十天后刘禹锡的所有不适消失，一个月不到他就痊愈了。刘禹锡很高兴，不顾医生的警告继续服药，希望能进一步增强活力，但是五天后，一种异样的麻木感传遍全身。他意识到自己犯错了，于是立即跑去找那位医生。后者当然训斥了他，然后又给他开了解药，最后刘禹锡安然无恙。

刘禹锡在一篇题为《鉴药》的短文中记述了这一事件。[①]以文学才华而闻名的刘禹锡，就像唐朝的许多文人一样，对医药的兴趣也非常浓厚，收集了很多有用的药方和他圈子里的人分享，传播治病疗疾的知识。[②]在这个故事中，刘禹锡揭示了中国传统医学的几个关键问题：病者的自身经历、生活方式对健康的影响、医患之间的信任，但这个故事最引人注目之处是，医生开了一种有毒的药来治疗刘禹锡的疾病。毒

① 刘禹锡：《刘禹锡集》卷6，第76—77页。

② 范家伟：《刘禹锡与〈传信方〉》，第111—144页。

药怎么能治病呢？如果能，那么到底什么才是药？

7世纪的名医孙思邈认为："天下物类皆是灵药，万物之中，无一物而非药者。"[①]换言之，药物与非药物之间没有本质区别，只要运用得当，任何东西都有可能是药物。事实上，传统中药种类繁多，包括草木类、矿物类、动物类和食物类药物。例如，16世纪著名的药物学专著《本草纲目》收载药物近1 900种，其中包含千奇百怪的物质，如水、尘土、纺织品甚至人的排泄物。[②]因此，传统中药学的核心是透过治疗的镜头探察整个物质世界。

在这个无所不包的药物世界里，毒药显得尤为突出。这似乎令人惊讶，因为如今人们普遍认为中草药是天然、温和、安全的，尤其是和现代生物医学的合成药物相比，后者通常被认为是人工的、猛烈的，发挥疗效的同时又具有危险的副作用。另一种常见的二分法是把力图使身体恢复和谐的中医整体疗法，和生物医学旨在消除特定疾病的还原论方法作比较。[③]这两种看法都经不起推敲：在漫长的历史中，中药以针对不同疾病的丰富多样的药物治疗为特色，其中当然有温和的疗法，例如食疗，它旨在平衡身体，恢复身体与自然的和谐。[④]同样重要但未被重视的是使用有毒药物的传统，这种药物能强力消灭或驱除病魔。实际上，中国古代的医生经常依赖他们自己也认为有毒的药物。例如，生长在川蜀之地的剧毒草本植物附子，就是中国传统医学里最常用的药物之一。此外，从理论上看，本草书作者将"毒"作为药物分类的关键指

---

① 孙思邈：《千金翼方》卷1，第6页。

② Nappi, *Monkey and the Inkpot*, 50–68.

③ Kaptchuk, *Web That Has No Weaver*, 372; Scheid, *Chinese Medicine in Contemporary China*, 108; Smith, *Forgotten Disease*, 13–19.

④ Lo, *Potent Flavours*.

标: 经典本草著作根据毒性将药物分成三品, 并将用来治疗疾病的大多数猛药归为“多毒”。由此看来, 没有毒药, 传统中药治疗是不可想象的。

此外, 中国传统药学的目的不仅仅是治病, “无毒”药物中的许多物质还有延年益寿之效。除了关注疾病的治疗, 中药学还以提升身体状态、长生为目标, 这种对生命提升的追求涉及净化身体, 清除体内的有害物质, 使之可以跃升到诸种更高阶的生存状态。而身体达到的高度与寿命相关: 身体跃升得越高, 寿命越长。不出所料, 此理念的终极目标是不死。因此, 中国传统医学是通过两个相关却又不同的努力方向的相互作用而发展起来的: 一为抗击疾病, 一为增加身体的活力。

用于第二个目标的大多数药物药性温和, 因此可以长期服用, 以增强体质, 但是其中也有一些药物是有毒的, 如水银、雄黄 (砷化物)、石硫黄。古人相信, 服食这些矿物质可以强身, 甚至使身体不朽。然而, 一个两难局面也出现了: 虽然服用这些猛药能改变身体, 延长寿命, 但它们的毒性也常常使许多狂热的服用者猝死。重要的是, 这类药物带来的强烈身体感受使当时的人们对矿物药的药性产生不同的理解, 导致他们或支持或质疑服用这些强力药物。

图I显示了古代中国毒药使用的两个面向。在这幅图中, 锥体内的任何位置都代表身体的某种状态, 底部的圆心指健康的身体, 偏离这一中心就是生病的状态, 而合理使用毒药可以使身体恢复健康。除了让健康的身体不生病, 中国传统医学追求的更高目标是使身体达到“更健康”的状态, 为此有时还会借助有毒矿物。如图所示, 锥体的截面越小, 越往上, “轻健的”身体就越不可能得病。终极目标是把身体

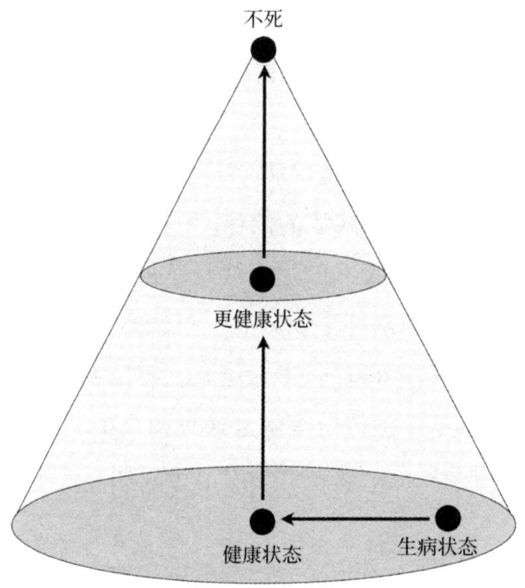


**图1** 中国传统医学中毒药使用的两个面向

推上锥体的顶端，即不再有生病的可能性，也就是“不死”。从祛除疾病到改善健康，再到逃过一死，传统中药学中的毒药在此连续性的过程中发挥至关重要的作用。

## 医学史中的物质转向

近几十年来，在科学史和其他领域，物质性和物质文化研究方兴未艾。学者们不再只是采用社会建构主义的方法，而是对研究主题的物质面向越来越敏感，无论其为科学仪器、标本还是日常生活用品。这种方法论的转向绝不是将历史研究简化为物质决定论，相反，它在承认物品的物质性限制的同时强调它们在不同历史文化语境下的丰富意涵。因此，物质就像一个独特的透镜，通过它，我们可以更深刻地认识其所处的社会和文化。[①]

近来学术研究中的这种物质转向为中国医学史研究提供了新思路。早期的中医史研究侧重于这个古老治疗体系的理论基础及其独特的实践，如针灸，它在当代全球影响力的上升让西方学者对它备感兴趣。[②]然而，中国医学史不能忽略中国药物史，中国传统药学里丰富多样的药物是中医治疗体系的重要组成部分。这些药物最引人注目的地方在于它们流动的物质性，换言之，每一种药物都不是被视为具有特定作用的固定之物，而是可变的物质，可以实现多种转化，产生迥然不同的效果。[③]虽然汉字"毒"在当代语境下明确指向有害毒物，但在古代文本中它的核心意涵是"猛烈"（potency）——既能作为毒物危害人，也能作为药物治愈人。这种两面性是传统中药的核心：毒与药没有本质区别；任何一种物质的效果，无论它是作为药物发挥治疗作用，还是作为毒物使人生病甚至夺人性命，或者以无数其他方式改变一个人的身体，都会根据每一种药的炮制和使用方式、它所引发的身体感受，以及它在社会中被赋予的价值而大有不同。简而言之，当我们思考何为药物时，语境（context）很重要。

没有什么例子比经常使用毒药更能阐明药物的转化能力，但是，尽管毒药在中国传统药学中很重要，它们却几乎没有引起医学史学者的注意。一个重要的例外是奥林热（Frédéric Obringer）的《附子与雌黄：上古和中古中国的药与毒》（*L'aconit et l'orpiment: Drogues et poisons en*

---

① Appadurai, ed., *Social Life of Things*; Miller, ed., *Materiality*; Daston, ed., *Things That Talk*; Findlen, ed., *Early Modern Things*.

② Porkert, *Theoretical Foundations of Chinese Medicine*; Lu [鲁桂珍] and Needham, *Celestial Lancets*; Barnes, "World of Chinese Medicine and Healing," 284–333.

③ 卡拉·纳皮（Carla Nappi，又译那葭）主要从博物学视角研究了16世纪的《本草纲目》，其中她也探究了中药的转化问题。参见Nappi, *Monkey and the Inkpot*。对药物转化的关注并不是中药所独有，其他的治疗传统中也可以看到。见Whyte, van der Geest, and Hardon, eds., *Social Lives of Medicines*, 5–6。

*Chine ancienne et médiévale*)，这是迄今为止对这一主题最全面的研究。该专著对中国从上古到11世纪常用的毒药作了详细的药理学分析，重点考察了当时人们对于毒药的医学认识及使用背后的药学原理，但是并没有把它们放在更广阔的文化背景下讨论。[①]另有一些研究超越了医学领域，探讨了古代中国社会、政治和宗教文化中的毒药，但这些研究往往简短而零散，并且侧重于险恶目的驱使下毒药的使用。[②]

并不是只有中国用毒药来治病。医学史学者戴维·阿诺德考察了毒药在殖民地印度的社会史，揭示了欧洲毒理学知识与印度"毒药文化"之间的互动关系，这种互动推进了殖民地的毒理学研究，催生了对这些危险物质的新规定。[③]毒药文化的一个重要面向是毒药的医学用途，它可以上溯至印度古代的阿育吠陀治疗法。虽然这不是他研究的重点，但是阿诺德提出："也许在亚洲社会，只有中国有与印度类似的故事可以讲述：中国自古以来使用附子和雌黄的传统，来华的西方传教士对中国有毒药物的谴责以及近来大规模的工业污染。"[④]尽管如此，中国的毒药史仍有待书写。本书旨在通过探究这段历史在中国文化中的根源，加深我们对毒药在亚洲传统医药文化中的价值的理解。[⑤]

---

① 此外，郭贺翔通过对7—8世纪的三部医籍的研究，检视了这些书中"毒"的意涵。详见郭贺翔：《隋唐医籍中关于毒的新认识》。

② 牟润孙：《毒药苦口》，第437—438页；川原秀城：『毒薬は口に苦し—中国の文人と不老不死』；李零：《药毒一家》，第28—38頁；霍斌：《"毒"与中古社会》。

③ Arnold, *Toxic Histories*.

④ Arnold, *Toxic Histories*, 209. 雌黄是一种含砷的矿石。

⑤ 在古代，中国和印度之间完全有可能相互交流以毒入药的知识，之前引述的孙思邈的说法为此提供例证。孙思邈称这番话为印度"医王"耆婆所言，表明了印度药学思想对其著作的影响。见廖育群：《认识印度传统医学》，第281—284页。关于耆婆在中国的历史，参见Salguero, "Buddhist Medicine King in Literary Context," 183-210。

对欧洲的毒药和中毒情况的研究相对较多，尤其侧重于毒药的危险与有害影响。[1]但是，我们有必要回顾一下希腊语中“*pharmakon*”这个词，它兼具“治疗”（remedy）与“毒物”（poison）之义，英文单词“pharmacology”（药物学）就是源出该词。[2]早期西方医学中药物的这种双重含义和“毒”在古代中国的意涵有许多共同之处，无怪乎在古希腊药学传统中也有大量毒药被用来治病。例如，西方药学史上的一部经典著作，迪奥斯科里德斯（Dioscorides）的《药物论》（*De Materia Medica*，成书于1世纪）就包含了60多种有毒性的药物，如罂粟、风茄、毒参，它们被用来治疗各种疾病。[3]和中国的情况类似，用毒治病的实践贯穿于整个欧洲历史。[4]但是，从1世纪开始，一组剧毒物质逐渐从古希腊的药物清单中移除，它们被认为是绝对的毒物，没有任何药用价值。医学史学者弗雷德里克·吉布斯（Frederick Gibbs）指出，在中世纪晚期的欧洲，当医生们日益认为毒物是一类与药物在本体论上就截然不同的物质时，毒与药的分离更加明显，这为近代早期毒理学的兴起铺平了道路。[5]

相比之下，古代中国一直没有产生“绝对的毒物”这个概念，有毒物质的使用是中国传统药学的核心，贯穿整个帝制时代。最能说明这种差异的例子，莫过于附子在希腊和中国传统药学里截然不同的命

---

① Collard, *Crime of Poison in the Middle Ages*; Whorton, *Arsenic Century*; Parascandola, *King of Poisons*.

② Rinella, *Pharmakon*. 雅克·德里达（Jacques Derrida）已注意到，柏拉图的著作显示了该词的双重含义，虽然德里达的主旨是用*pharmakon*来彰显书写的不稳定性。见Derrida, “Plato’s Pharmacy,” 61–171。

③ Beck, trans., *De Materia Medica*.

④ Collard and Samama, eds., *Le corps à l’ épreuve*; Grell, Cunningham, and Arrizabalaga, eds., “*It All Depends on the Dose.*”

⑤ Gibbs, *Poison, Medicine, and Disease*.

运。在《药物论》一书中，附子（亦称“狼毒”）仅仅是一种能杀死狼的毒物，没有任何治病疗疾的价值。迪奥斯科里德斯在书中提及了至少17次因附子意外中毒的治疗，说明他写下这个有毒的植物只是为了警告人们不要去用它。①但是在中国，附子却因为能治病而备受推崇，甚至被奉为“百药长”。②这不是说中国人不知道毒药的危险性，恰恰相反，我们发现中国传统药学著作中有很多对验毒与疗毒的探讨。然而，不同于中世纪欧洲把绝对的毒物作为完全不同于药物的物质来研究，对毒药的认识一直是古代中国药物学知识不可分割的一部分。欧洲和中国药学的这一显著差异可能源于它们不同的治疗原理。如果说欧洲医生认为毒性是产生副作用的原因，那么中国的治疗者认为毒性正是疗愈力量的源泉。换言之，两种医学文化对毒药的不同认知可以概括为：在欧洲，尽管有毒，仍然使用；在中国，因为有毒，所以使用。③

## 中古中国的医药文化

现有文献中一个影响力很大的历史分期法将中国医学史分为三期：两汉时期是医学理论的形成期；两宋时期是理论与经验知识的整合期；19—20世纪是面对现代生物医学的传入，中国医学的重塑期。④相应地，对这些关键时期的研究也很详细。学者们对汉代中国医学的

---

① Beck, trans., *De Materia Medica*, 281 (IV 77); Riddle, *Dioscorides on Pharmacy and Medicine*, 65–66.

② 这一说法由陶弘景提出，首见于《本草经集注》卷5，第344页。

③ 我对二者的区别作了进一步探讨，参见Liu, “Poisonous Medicine in Ancient China,” 437–439; “Understanding Poison: Study of a Word Du from the Perspective of Comparative History,” *Chinese Medicine and Culture* 6.3 (2023): 290–296。

④ 廖育群：《中国传统医学的“传统”与“革命”》，第217—223页；Goldschmidt, *Evolution of Chinese Medicine*, 199。我在整本书中均用“中国传统医学”（classical Chinese medicine）或“中国传统药学”（classical Chinese pharmacy）来指称19世纪之前的医药传统。

起源进行了广泛的探讨，尤其是经典理论专著《黄帝内经》的形成过程。①另有一些研究关注两宋时期医学的转变，考察了新医学理论的诞生，印刷术推动下医学著作的激增，国家为确立与传播医学经典所做的努力，士人对医学更为浓厚的兴趣。②那么本书的重点，即汉、宋之间的漫长时期情况又如何呢？

中国的中古时期始于汉朝的覆亡，随后是长达三个多世纪的政治分裂，通常称为六朝。③从4世纪初开始，中北亚的羌、氐、鲜卑等游牧民族占领了北方，而汉人相继建立的一系列政权统治着南方。④尽管这一时期政治动荡，但文学、宗教、医学繁荣昌盛。医学著作主要由个人撰写，在一些门阀望族与山林医家中传播，这反映了当时医学的世袭特色。⑤及至6世纪末，情况发生了变化：统一的隋唐帝国以长安为政治中心，建立新的医学机构，颁布律令，组织人员撰写权威文本以规范医学知识，实现有效治理。这种有利的政治环境推动了一批医书的

---

① Yamada, Keiji [山田慶兒], "Formation of the *Huang-ti Nei-ching*," 67–89; Harper, "Physicians and Diviners," 91–110; 李建民：《死生之域》; Lo, "Influence of Nurturing Life Culture on the Development of Western Han Acumoxa Therapy," 19–51; Hsu, *Pulse Diagnosis in Early Chinese Medicine*。

② 陈元朋：《两宋的"尚医士人"与"儒医"》; Despeux, "System of the Five Circulatory Phases and the Six Seasonal Influences," 121–165; Goldschmidt, *Evolution of Chinese Medicine*; Hinrichs, "Governance through Medical Texts and the Role of Print," 217–238; Chen [陈韵如], "Accounts of Treating *Zhang* ("miasma") Disorders," 205–254。

③ 由于中国与欧洲的历史经历不同，因此中国"中世纪"的界定一直是一个有争议的问题。这些争议也和中国现代性的起点问题有关，有些学者认为中国的现代性肇始于11世纪（见下面的讨论）。本书无意评判这些争论，而只是用"中古"指称汉末至中唐时期（3—8世纪）。见Brook, "Medievality and the Chinese Sense of History," 145–164; Knapp, "Did the Middle Kingdom Have a Middle Period?," 8–13; Holcombe, "Was Medieval China Medieval?," 106–117。

④ Dien and Knapp, eds., *Cambridge History of China*, vol. 2.

⑤ 范行准：《中国医学史略》，第57—96页。

产生，这些医书在中国医学史上影响深远。[①]8世纪中叶后，安史之乱（755—763）大大削弱了唐王朝，中央的权力走向式微，而地方势力崛起。结果，医学知识的主要生产者从国家变成了士大夫，后者对医学知识的实际应用及其在劝谏中的讽喻价值兴趣浓厚。

虽然在中国医学史上至关重要，但是3—10世纪这一历史时期在很大程度上为英语学术界的医学史学者所忽略。[②]中国、日本和法国的学术界对这一时期的医学特色做了更加全面的研究，大大地帮助了本书的写作。范家伟对于我们理解这一时期的医学思想与实践做出了尤其重大的贡献，他在一系列文章中指出了从六朝到唐代医学图景的变化，把医学的主要特色置于当时的政治、制度、宗教和文学中进行深入讨论。其他学者则关注更具体的主题，包括医学经典的系统化、宗教与医疗、女性的医疗、医学身份的构建。[③]此外，学者们也深入分析了敦煌、吐鲁番的一批医学卷子，展示中古社会五花八门的治疗实践与欧亚大陆活跃的医学知识交流。[④]

在中国医学史上，这一时期尤为重要的是药学的发展。虽然药物治疗可以追根溯源至汉代，《神农本草经》和马王堆出土医书印证了这一点，[⑤]但是其主体框架则成形于随后的数百年。在这几百年中，

---

① 范家伟：《大医精诚》。

② 席文早年对孙思邈炼丹术的研究至今仍有重要的参考价值，参见Sivin, *Chinese Alchemy*。近来对这一时期医学的概述，详见Fan [范家伟], "Period of Division and the Tang Period," 65–96。

③ 李建民：《旅行者的史学》；林富士：《中国中古时期的宗教与医疗》；李贞德：《女人的中国医疗史》；陈昊：《身分叙事与知识表述之间的医者之意》。

④ Lo and Cullen, eds., *Medieval Chinese Medicine*；陈明：《殊方异药》；Despeux, ed., *Médecine, religion et société dans la Chine médiévale*；陈明：《中古医疗与外来文化》；岩本篤志：『唐代の医薬書と敦煌文献』；Yoeli-Tlalim, *ReOrienting Histories of Medicine*。

⑤ Unschuld, *Medicine in China*, 17–28; Harper, *Early Chinese Medical Literature*, 98–109.

药学迅速发展，药学知识传布于社会，尤其与本研究有关的是，对有毒药物的认识加深了。其间有两个分水岭成为用毒药治病的转变节点，值得我们注意。[①]第一个分水岭在5世纪。医家和药书编撰者以古代典籍为基础，指明每一种药物的毒性，指导人们如何炮制和使用药物，由此开始将药物知识系统化。在此时期，医药行业的专业化程度也有所提高，采药、制药、售药、开药各有不同人等专司其职。第二个分水岭在7世纪。其时隋唐政府积极创办新的医学机构、编撰权威文本，以规范毒药的使用并使医学知识标准化。7世纪还出现了中国历史上最著名的医家之一——"药王"孙思邈。他把国家编写的药物知识吸收到个人的著述中，并通过书写个人经验来显示其药方的疗效。本书通过审视中国医学史上的这两个关键时刻，力求揭示中国中古时期丰富的药物文化。

此外，本书将药物研究置于更广阔的中国政治史的背景之下。从8世纪至12世纪，社会、经济和思想领域发生了一系列变化，深刻地改变了中国社会。这场变化通常被称为"唐宋变革"，其中包括科举制度推动下精英政治的兴起、理学的出现、雕版印刷术的发展，以及文化精英中民族主义意识的觉醒。[②]社会秩序的变化如此巨大，一些学者甚至认为11世纪是近世中国的开端。[③]

在医学史上，这一时期尤其突出的是国家在医学领域中的积极参

---

① 此处的分期受到了李建民的影响，参见李建民：《旅行者的史学》，第33—94页。

② 关于"唐宋变革"的研究成果丰硕，可参柳立言：《何谓"唐宋变革"？》，第125—171页；Bol, *Neo-Confucianism in History*; von Glahn, *Economic History of China*, 208–254; Tackett, *Origins of the Chinese Nation*。

③ 此为著名的"内藤假说"，20世纪初由日本的中国学学者内藤湖南提出。关于该假说的主要内容和影响，见Miyakawa［宫川尚志］，"Outline of the Naitō Hypothesis," 533–552; Smith and von Glahn, eds., *Song-Yuan-Ming Transition in Chinese History*；张广达：《内藤湖南的唐宋变革说及其影响》，第5—71页。

与。北宋朝廷利用印刷技术规范和传播医学知识，以实现有效治理。直到20世纪，当现代国家重塑传统中医以应对现代生物医学的挑战时，我们才能再次看到此种努力。①宋代中国医学的变化显然很关键，然而在隋代与唐前期，国家在医学中的积极参与已经显而易见。统一的隋唐帝国结束了前三个世纪的政治分裂，在7—8世纪制定了新的政策和律例，规范医学实践，惩罚那些被指控使用巫术和威胁国家稳定的制毒者。它们还投入人力物力编撰医书，规范和传播药学知识。虽然隋唐时期国家参与医学事业的规模较小，手段也不同——传播知识的主要媒介依然是手抄本，而不是印刷的文本——但它开启了政府管理医药的先河，此举措在唐宋变革时期得以进一步发展。②

## 文本与认知文类

我在本书中之所以强调药物的物质性，是因为我在方法论上倾向于一种叙事学、话语分析和文本呈现以外的史学。然而，历史总是要以文本为媒介，医学史也不例外。尤为值得注意的是，六朝至唐这一时期的大多数医学文本早已失传。北宋时期由于印刷术的兴起，国家也想借助这种技术推广医学知识，因此中古医书现存最早的版本大都编撰于这个时期。我们今天看到的所谓中医经典著作，比如《黄帝内经》《伤寒杂病论》等，它们有如此声望，在很大程度上是因为北宋政府为

---

① Goldschmidt, *Evolution of Chinese Medicine*; Hinrichs, *Shamans, Witchcraf, and Quarantine*; Lei［雷祥麟］, *Neither Donkey nor Horse*; Andrews, *Making of Modern Chinese Medicine*; Taylor, *Chinese Medicine in Early Communist China, 1945–1963*.

② 从比较的视角看，在中世纪欧洲，国家在管理医药方面的作用没有同一时期的中国那么明显。中世纪早期（5—10世纪），撰写医学著作的主要场所是修道院，而在中世纪晚期（11—15世纪），学院在医学著作的撰写上发挥了主导作用。见Siraisi, *Medieval and Early Renaissance Medicine*。

抬高这些著作的地位所做出的努力。[①]因此，我对中古医学的研究不可避免地依赖于这些宋代的文本以及基于它们的现代学者的辑校本。

印刷时代之前，手抄本文化在中国蓬勃发展。[②]幸运的是，从敦煌和吐鲁番出土的文书中（3世纪至11世纪）已发现一大批医学抄本。敦煌和吐鲁番是丝绸之路上的战略要地，在唐代是充满活力的边境城镇，不同文化在那里交汇互动。那里出土的抄本多为佛典，但也有大量医学著作，其中很多已在宋以降的印本文书中消失。[③]虽然这些抄本大多残缺不全，缺乏有关编撰时间与作者身份的信息，但它们没有受到后世编辑的影响，因此对研究中古中国的医药文化至关重要。此外，和中央政府编撰的文本相比，这些手抄本带有地方特色，透露了当地人所关注的问题，因此是考察地方医学实践的上好材料。

在宋以前的医学文本中，有两种文类（genre）的医书对我的药物研究特别重要。第一种是本草著作，这类书中有药物的详细条文，描述每一种药物的性味、形态、产地、用途等。这类书最早出现在汉代，其书写贯穿于整个帝制中国。[④]重要的是，本草著作的编写遵循了注释传统，也就是说，后世的著作忠实地保存了汉代形成的核心内容，但是随着时间的推移在每个药物条目后面不断增补注文。这种独特的书写结构彰显了经典权威在制造新的药物知识方面的重要性。第二种文类是方书，其中包含了按照所治疾病的类型分门别类的大量药方。和本草

---

① Goldschmidt, *Evolution of Chinese Medicine*, 19–136；范家伟：《北宋校正医书局新探》；Brown, *Art of Medicine in Early China*, 110–129。

② 对中国中古时期手抄本文化的重要研究，见田晓菲：《尘几录：陶渊明与手抄本文化研究》；余欣：《中古异相》。

③ Lo and Cullen, eds., *Medieval Chinese Medicine*; Despeux, ed., *Médecine, religion et société dans la Chine médiévale*.

④ Unschuld, *Medicine in China*.

著作相比，方书既没有作为立足点的核心文本，也没有需要遵循的注释传统，而是从不同的出处挑选而来的兼收并蓄的药方集。这两类文本都广泛地探讨医药问题，但借用医学史学者吉安娜·波马塔（Gianna Pomata）提出的一个概念来说，两者属于不同的“认知文类”（epistemic genne），其认知取向各异。①前者旨在树立经典，确立权威与秩序，而后者侧重于和医学实践相关的经验知识的书写。

7世纪的两本书清晰地显示了这种差异。首部由政府下令修撰的本草著作《新修本草》，展示了国家规范药物知识、彰显帝国之伟力的雄心壮志。而由孙思邈个人编写的方书《备急千金要方》，体现了这位大医意在根据其个人经验展示药方的疗效。因此，这两个文本生成了不同类型的知识，它们具有特定的政治意涵和社会价值。但是，这两种文类的著作在认知上的区别并不是绝对的：本草书的注文可以包含丰富的经验信息，而方书也可以具有知识积累的面向，汇集过往的智慧，展示作者的博学。②因此，我们必须注意在任何一类医学文本中基于特定的历史环境而呈现出的认知多样性。

## 药物与身体

除了治疗疾病，中国中古时期的药物也用于养身和厚生，其终极目标是不死（见图1.1），用现代的眼光看，我们可能会把这种诉求视为一

① Pomata, “Observation Rising: Birth of an Epistemic Genre,” 45-80.

② 前者的一个例子是陶弘景的《本草经集注》，他常常基于自己的观察或他人的言语在注文里对药物进行详尽的解释。见陈元朋：《〈本草经集注〉所载“陶注”中的知识类型、药产分布与北方药物的输入》，第184—212页。后者则可以王焘的《外台秘要方》为例，王焘在书中指出了每个药方的出处，展现了他作为士人，以现有医书为基础编写医学著作的努力。见高文铸：《外台秘要方丛考》，第906—955页。

种宗教行为。由于用来养生的药物也出现在道教典籍中，因此一些学者强调中国传统药学中的“道教”元素。[①]道教寻求长生不死的炼丹术，经常使用一些有毒的矿物质，这些毒药被视为让身体向更高状态转化的神奇物质。

我们如何理解中国传统医学中的“宗教”元素？我们不能把“医学”和“宗教”当作普适的范畴，而是需要认识它们在启蒙时代欧洲的历史根源，并注意它们在应用于其他时代和文化时的局限性。[②]如果我们避免将现代理念投射到历史研究中，我们就很难从概念、文本或社会的层面将古代社会的“医学”与“宗教”截然分开。以往的学术研究已经充分显示，在中世纪和近代早期欧洲的占星术、炼金术和医学领域，科学知识与宗教思想紧密交织。[③]中古中国也是如此，医学在一个有众多佛教、道教和民间宗教活动的世界里运行。在概念层面，抗击疾病与追求长生的努力贯穿于中国传统药学。在实践层面，中古中国的治疗者采用了多种方法（药物治疗、符箓、冥想、禁咒等），它们打破了“医学”和“宗教”的清晰界限。二者就像一枚硬币的两面，在古代中国文化中密不可分。[④]

古代中国宗教与医疗研究中的一个关键问题是药物与身体如何相互作用。近几十年来身体史研究成果显赫，尤其揭示了不同医学和宗

---

① 郑金生：《药林外史》，第96—99页；Akahori［赤堀昭］，“Drug Taking and Immortality,” 73–98。

② Tambiah, *Magic, Science, Religion, and the Scope of Rationality.*

③ Yates, *Giordano Bruno and the Hermetic Tradition*; Webster, *Paracelsus*; Biller and Ziegler, eds., *Religion and Medicine in the Middle Ages*; Horden, “What's Wrong with Early Medieval Medicine?,” 5–25.

④ 对于这一主题目前已有大量研究，其中重要的有Sivin, “On the Word ‘Taoist’ as a Source of Perplexity,” 303–330；Strickmann, *Chinese Magical Medicine*；林富士：《中国中古时期的宗教与医疗》；Stanley-Baker, “Daoists and Doctors”；Salguero, *Translating Buddhist Medicine in Medieval China*。

教传统对身体的感知和体验存在着深刻的差异。[①]此外，近来对佛道物质文化的研究表明，宗教活动中大量使用物品，精神与物质之间的关系是错综复杂的。[②]不过，学者迄今几乎没有考察过身体与物之间的相互作用，尤其是药物对身体的效果，以及这种效果如何形塑人们对该药物及其所治疾病的认识。[③]因为有毒物质经常诱发强烈的身体感受，所以它们提供了一个窗口，让我们观察药物摄入与身体转化之间的密切关系，这是道教炼丹术中一个核心问题。虽然当时的炼丹者对这些感受的解释可能不同，并且有违直觉，但是它们展示了身体不可消解的物质性，这种物质性体现在对疼痛乃至死亡的体验上。[④]在中国的炼丹术中，肉体的痛苦与精神的升华之间的张力正是丹药中毒事件的关键。考察这些体验以及炼丹者对它们的不同解释，让我们可以进一步理解身体感受与药物知识之间的重要联系。

本书分为三部分。第一、第二部分按照时间顺序，专注于讲述毒药的治疗用途。具体来说，第一部分探讨从汉代到六朝时期毒药在中国传统药学中的突出地位，考察"毒"的双重意涵以及将毒物转化为药物的多样技术。第二部分探究中国传统药学在隋代和唐初的变化，审视朝廷对下毒和巫术的高度关注、政府如何积极参与药学知识的生产与传播，以及医家对于将此类知识用于实践的强烈兴趣。第三部分将整

---

① Bynum, "Material Continuity, Personal Survival, and the Resurrection of the Body," 51－85; Duden, *Woman beneath the Skin*; Schipper, *Taoist Body*; Kuriyama, *Expressiveness of the Body and the Divergence of Greek and Chinese Medicine.*

② Kieschnick, *Impact of Buddhism on Chinese Material Culture*; Copp, *Body Incantatory*; Steavu, "Paratextuality, Materiality, and Corporeality in Medieval Chinese Religions," 11－40.

③ 人类学研究对此问题有独到见解，见余舜德：《体物入微》。

④ 有学者对中世纪基督教中身体的不可消解的物质性做了精彩的研究，详见Bynum, "Why All the Fuss about the Body?," 1－33。

个中古时期纳入研究范畴，探讨毒药在养身、厚生中的用途。这里我们的故事会走出治病疗疾的领域，察看毒药开通心神、延年益寿，以及转化身体、使人长生不死的非凡力量，前者以五石散为例，后者则以炼丹术为考察对象。

下面，我们首先从“毒”字入手，来看看古代中国文化中“毒”与“药”之间内在的张力。

# 第一部分

# 可塑的药物

# 第一章　毒的两面性

天下之物，莫凶于鸡毒。然而良医橐而藏之，有所用也。

——《淮南子》[①]

汉代的《史记》讲述了一个故事，这个故事将言语和药物相比较，发人深省。它说的是，后来成为汉朝开国皇帝的刘邦在京城打败秦军后，被奢华的秦宫引诱，想住在那里。他手下的将领樊哙想劝他改变主意，但刘邦不听。这时，谋士张良进一步责备刘邦沉湎于胜利的喜悦，认为这只会重蹈秦国的覆辙。张良让刘邦听从樊哙的警告，因为"忠言逆耳利于行，毒药苦口利于病"，最后，刘邦采纳了张良的建议。故事的意思很清楚：难听的话和猛药相似，让人难以接受，但最终还是会使人受益。[②]

① 《淮南子集释》卷9，第654页。

② 司马迁：《史记》卷55，第2037页。

张良的这句话如今在中国家喻户晓，但是“毒药”已被替换成了“良药”。[1]这个更替很能说明问题，表明“毒”的意涵在历史上经历了变化。今天，“毒”是英文单词“poison”在汉语中的标准对应字。和“poison”一样，“毒”这个字也让人联想到危险、伤害、阴谋。但是，“毒”在历史上并不总是指向负面事物，它还有各种不同乃至相反的含义。这个字出现在古代中国各种医学、哲学和制度文本中，虽然在这些早期的文本中确实能看到“毒”的负面意涵，但它也能指君王的优秀品行或者猛烈的药物。“毒”的这种正面意涵在上面的故事中显而易见，它指向药物的力量，这种力量是它们能治疗疾病的关键。这个“猛烈”的概念，即其不仅可以作为毒物害人，而且可以作为药物治病的能力，是古代中国药物治疗的核心。因此，中国的医者采用大量被认为有毒的物质，并巧妙地用它们来治病。我们要理解中国传统药学，就必须掌握“毒”的两面性。

这一将毒药用于医学的重要传统起源于中国药学的形成期，即汉代至六朝时期。在此时期，各种矿物类、动物类，尤其是草木类强劲物质被纳入药用的范畴。在汉代，“毒”成为药物分类的基准，汉代的药学著作按照毒性将药物分成三品，认为有毒的药物可以治疗疾病，这是一个贯穿于整个帝制时代的治疗原则。六朝时期，中国传统药学蓬勃发展，对毒药的指定、鉴别与使用有更详细的说明。至6世纪，“毒”在中国已成为界定药物、指导治疗的核心标准。

## “毒”的字源

要了解“毒”在中国传统药学中的意义，我们有必要在古代中国更

---

① 牟润孙：《毒药苦口》，第437—438页。

广阔的文化背景下追溯这个字的意涵。一个很重要的切入点是中国第一部综合性字书，东汉学者许慎编撰的《说文解字》，这部书展现了许慎根据汉字古义将文字系统化的努力。虽然其中对“毒”字的解释绝非其“原意”，但它提供了有用的注释，对该字作出多种解释。①“毒”的核心涵义是“厚”，即“山陵之厚”。②“毒”和“厚”有相似的特征：厚重、稠密、丰茂，两个字都没有负面意涵。③

除了“厚”之外，《说文解字》提供了“毒”第二个偏向负面的意涵，即到处生长的害人之草。此处仍然隐含着“厚”的意思——毒草四处蔓延，无边无际。这种茂盛的生长暗示着潜在的危险。为了说明这一观点，书中把“毒”字拆成两部分：上半部是“屮”，意为“草”；下半部是“毐”，意为“品行不端之人”（见图1.1a）。总之，“毒”指一种不受欢迎的有害野草。④

“毒”不是一个单一概念，也不是只有一种写法。除了前述意涵，还有一个完全不同的“毒”字，它可以追溯到汉以前（见图1.1b）。《说文解字》认为它是古“毒”字，由两部分构成：右下角的“刀”和其余部分“葍”，后者指一种恣意生长的植物，与汉代“毒”被解读为有害的野草相呼应。⑤刀和草有什么关系？有学者认为，“葍”字的古音和“厚”

---

① 关于之前学者对“毒”字字源的探讨，详见Unschuld, “Zur Bedeutung des Terminus *tu* 毒,” 165–183; Obringer, *L'aconit et l'orpiment*, 25–26；史志诚：《中国古代毒字及其相关词汇考》，第1—9页。

② 许慎：《说文解字》卷1下，第15页；卷5下，第111页。

③ 在早期对“毒”的研究中，历史学家余岩指出，把“毒”定义为“厚”，包含了“危害”这个负面意涵。但我把“厚”理解为一个中性词，既可以指危害也可以指裨益。见余岩：《毒药辨》，第1—4页。

④ “毒”字的这种书写方式常见于秦汉出土简牍，有关信息见“汉语多功能字库”（网址http://humanum.arts.cuhk.edu.hk/Lexis/lexi-mf//search.php?word=%E6%AF%92, 2020年8月1日访问）。

⑤ 许慎：《说文解字》卷1下，第18页。“葍”字最早出现在《诗经》，指一种难吃的聊以果腹的蔬菜。见《毛诗正义》卷11，第794页。

相近，它暗示身体上的疮疡，可以用刀割掉。① 虽然在古代文献资料中“毒”与治疗疮疡有关，但没有证据表明它直接涉及外科手术。事实上，由“刀”和“蓄”构成的“毒”字可以从字面上理解：“毒”是一把涂抹了有毒植物汁液的刀，在狩猎或战争中可以成为致命武器。这可能是毒药在古代乃至更早时期的一个重要用途。②

虽然《说文解字》是关于字源的重要文献，但它对“毒”的诠释受到了许慎的思维框架与政治抱负的影响。③ 我们能否在汉代文本之外找到“毒”的其他意涵？6世纪的一部字书《玉篇》为我们提供了线索，它保存了一个罕见的“毒”字的变体（见图1.1c），④ 该字脱胎于“毒”的甲骨文字形（见图1.1d）。有趣的是，这两个字都把“毒”和动物相连：上部分象征一只脚，下部分是一条蛇，二者相结合意味着脚踩在有毒的动物

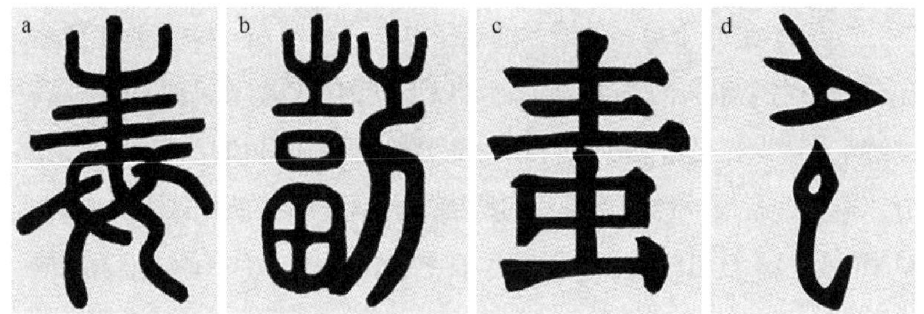


**图1.1** 古代中国的“毒”字。a、b二字出自《说文解字》，c字出自《玉篇》，d为甲骨文。

---

① Unschuld, “Zur Bedeutung des Terminus *tu*毒,” 169–170.

② 英文单词toxic源于希腊语*toxon*或*toxikon*，意思分别是“弓”或“与弓有关的”，也指向在狩猎或战争中用毒。见Stevenson, *Meaning of Poison*, 3–4。关于人类在狩猎活动中使用毒药的最早证据（24 000年前），见 d'Errico et al., “Early Evidence of San Material Culture,” 13214–13219。关于毒药在古代中国战争中的使用，参见Bisset, “Arrow Poisons in China. Part I,” 325–384。

③ Boltz, *Origin and Early Development of the Chinese Writing System.*

④ 顾野王：《宋本玉篇》卷25，第467页。

上。因此,“毒”在古代也可以指向自然界中的危险动物造成的威胁。[①]

总而言之,根据字源分析,“毒”在古代中国至少有三个不同意涵。汉代以前,它可能指用毒药制造的武器或有害动物的威胁。在这些早期的文字中,“毒”缺乏正面意涵。然而在汉代,“毒”字有了“厚”的意思,指厚重、浓密、恣意生长。它的负面意涵仍然存在,但这一新的释义表明“毒”的概念发生了变化,其意涵变得更具两面性。此外,《说文解字》明确地把“毒”与草联系在一起,暗示了当时草木知识的迅速发展。有启发意义的是,“药”字也包含了部首“艸”,《说文解字》曰:“药,治病艸。”[②]因为中国传统药学不只包含草药,所以“药”的定义中对草的关注进一步暗示了汉代草药知识的发展。

## 中国古代文献中“毒”的多重意涵

“毒”的字源史让我们初步了解了它丰富的含义,接下来我们可以进一步地探究这个字在其他类型的文本中呈现的多样意涵。在中国历史上,《易经》(又名《周易》)是最早提及“毒”的文献之一。这部占卜书的核心内容大约形成于西周时期。[③]该书用六十四卦构建了一个宇宙时空体系,每一卦都有特定的卦象与卦辞。“噬嗑”卦的卦辞说,一个人吃腊肉遇到毒,这会造成轻微的痛苦,但不是大灾祸。[④]这个语境下的“毒”带有负面意涵,对现代的读者来说很像是食物中毒。由于在古代“毒”与“熟”读音相近,有学者认为因食物腐烂而中毒是“毒”的原

---

① 感谢柯鹤立分享其关于“毒”字甲骨文的未刊成果。见Cook,“Exorcism and the Spirit Turtle”,待刊。

② 许慎:《说文解字》卷1下,第24页。

③ Nylan, *Five “Confucian” Classics*, 202–252.

④ 《周易正义》卷3,第121页;Shaughnessy, trans., *I Ching*, 110–111, 146–147。

意。[①]尽管如此，此种类型的中毒在卦辞中只被视为一个小麻烦，并非预示着重大危险。

在《易经》的另一卦"师"的注中，"毒"则有迥然不同的意涵。它不指令人烦恼的事物，而是指向政治力量："刚中而应，行险而顺，以此毒天下而民从之，吉又何咎矣？"[②]这段话中的"毒"可以理解为能君的行为。一位君王如果行动英明，就能成功地统治人民。因此，"毒"暗指德之充盈与才之坚实，这种德才兼备的品质使君王得以实现有效的治理。在这部古老的占卜书里，我们看到了"毒"的两个不同意涵。[③]

"毒"的正面意涵也出现在古代哲学文本中。例如，道家的经典著作《老子》中有一段话阐明了"道"与"德"的重要性："故道生之，德畜之，长之育之，亭之毒之，养之覆之。"[④]这个句子使用了包括"毒"在内的一系列近义词，来描述"德"乃是促进世间万物生长的力量，在这里，"毒"指向孕育宇宙万物之力。

那么，医学语境下的"毒"是什么意思？我们要考察的关键词是"毒药"，它在当代语境下与英文单词"poison"对应，但在古代

---

① 见藤堂明保：『漢字語源辭典』，转引自Unschuld, "Zur Bedeutung des Terminus *tu* 毒," 166。"毒"和"熟"的古音分别为＊[d]ˤuk和＊[d] uk，该信息来自白一平（William H. Baxter）与沙加尔（Laurent Sagart）合著的《上古汉语新构拟》（*Old Chinese: A New Reconstruction*）的补充材料（网址http://ocbaxtersagart.lsait.lsa.umich.edu/，2020年8月1日访问）。此外，马提索夫（James Matisoff）把"毒"的原意解释为"厌食的孕妇"（网址https://stedt.berkeley.edu/~stedt-cgi/rootcanal.pl/etymon/2202，2020年8月1日访问），但该释义需要更多的证据。感谢沙加尔提醒我注意这一释义。

② 《周易正义》卷2，第60—61页。

③ 意为"治理"的"毒"仅出现在《易经》的注中，这是后来增补的内容，说明这个意思可能是在战国时期才出现的。

④ 《老子校释》，第51章，第204页。

它有完全不同的意涵。这方面的一个重要文本是约成书于公元前3世纪的《周礼》，它呈现了前帝制中国的一个理想化的王室官僚结构。[①]在该书列出的360多个职官中，有五个执掌医药：医师、食医、疾医、疡医和兽医，其中医师"掌医之政令，聚毒药以共医事"。[②]在此用法里，"毒药"一词中的两个字有可能是分指两种类型的药：猛烈之药（"毒"）与温和之药（"药"）。该合成词即为药物的统称。

《周礼》中的另一段话支持这种解释，它指出疡医的职责是"凡疗疡，以五毒攻之，以五气养之，以五药疗之，以五味节之"。[③]"毒"和"药"被视为不同类别，但它们对于治疗疮疡都很重要。前者和"攻"的行为相连，明显带有强有力与猛烈的意涵。后者和"疗"的行为相连，很可能指力量较弱的药物。紧接着的一段话进一步说明，这些温和的药是用来"养"身体的不同部位，表明它们具有滋补作用。[④]在《周礼》描述的四种专科医家中，只有疡医用"毒"治病，这说明古代中国重视猛药的外用，[⑤]但是，我们难以确定这些药物究竟是什么。

在汉代的医学文本中，"毒药"的意涵有所变化。《黄帝内经》是中国医学史上的经典文献，被后世的读者推崇为古代医学基础理论的结晶。在这部医书中，我们能看到"毒药"的两个不同用法。第一

① Nylan, *Five "Confucian" Classics*, 168–201, 尤其是182–185；金仕起：《中国古代的医学、医史与政治》，第291—352页。

② 《周礼注疏》卷5，第127页。

③ 《周礼注疏》卷5，第136—138页。

④ 《周礼注疏》卷5，第138—139页。

⑤ 李建民：《华佗隐藏的手术》，第18—20页。

个用法和《周礼》一致，将“毒药”用作猛烈之药与温和之药的总称，但也有一个显著的变化：猛烈之药开始被用来医治内疾，而非外用，治疗外伤则用针石。[①]“毒药”在《黄帝内经》中的第二个用法更有特指性，即它仅指猛烈之药。在列举不同疗法的一段话中，《黄帝内经》提出了五种选择，每一种都有不同功效：“毒药攻邪，五谷为养，五果为助，五畜为益，五菜为充。”[②]此处的“攻”和《周礼》中的用词相呼应，暗示了“毒药”的猛力。这类药与温和、疗效缓慢，旨在滋养身体的其他类型的药物形成了对比。在汉代以来的中国医学著作里，第二种狭义的“毒药”意涵逐渐取代了第一种广义的意涵。

此外，“毒药”的第二种意涵也另有所指，不局限于医学范畴：本章开头故事里的张良把忠言比作毒药，彰显其猛烈的效果。在东汉学者王充撰写的《论衡》中，“毒”和言语之间的联系尤为显著。在《言毒》一篇中，王充在阴阳框架下把“毒”和热、火、阳气联系在一起。[③]具体而言，南方炽烈的热气不仅使有毒的动植物恣意生长，而且赋予了当地人一种独特的能力，即说出强有力的话。有趣的是，他还用这种理论来解释南方盛行的用咒语来治病或杀人的巫术。王充给予“毒”的这种更有拓展性的解释把言语和物通过火热之气联系起来，反映了一种与当地环境相契合的独特的南方视野。[④]

---

① 《黄帝内经素问校注》，第13篇，第180页。这一意涵的“毒药”的其他例子详见第12篇，第174—175页；第25篇，第353—355页；第76篇，第1142—1143页；第77篇，第1156—1157页。

② 《黄帝内经素问校注》，第22篇，第329—330页。

③ 《论衡校释》卷23，第66篇，第949—960页。奥林热将这一篇译成了法文，详见Obringer, *L'aconit et l'orpiment*, 275-283。

④ 关于汉代毒、火、热之间的关系，见李建民：《旅行者的史学》，第112—115页。王充不是将毒和言语联系起来的第一人，在一批出土的公元前3世纪的秦简中，我们也能在法律文书中看到类似的关联：激烈的言语被认为会危害社会和谐。见Hulsewé, *Remnants of Ch'in Law*, 206-207。

## 《神农本草经》中的“毒”

“毒”的两面性在中国传统药学中如何体现？该问题将我们引向中国第一部药学专著，约成书于1世纪的《神农本草经》。这部药学经典的书名值得我们注意。“本草”一词最早出现在汉代，既指药物知识，又指记载此类知识的文本。正如英文单词“root”（根）有比喻义，“本草”的字面意思是“根源于草”（“本”用作动词）或“根与草”（“本”用作名词），它表明了草药在汉代药学中的显著地位。[①]中国的本草书类似于欧洲的一类药学著作，这类著作通常称为“materia medica”，可以追溯至1世纪古罗马医生迪奥斯科里德斯的奠基之作《药物论》。[②]这两类书都列出了许多药物，并说明每一种药物的属性、产地、外观与用途。

那么谁是“神农”呢？作为《神农本草经》托名的作者，他是一位在远古之时开创农业、造福子民的圣人。他还被认为发现了有用的药物，这为他赢得了中国传统药学创始人的名号。西汉《淮南子》记载，神农遍尝百草，为其子民鉴别合适的药物，一日而遇七十毒。这个故事表明，日常经验和试错的努力在古代中国药物知识的积累中发挥了重要作用。[③]神农的医学身份在汉代已经牢固确立，当时的文献把他和其他几位受人尊敬的人物，如黄帝、雷公，视为远古时期掌握了纯正的医学知识的圣人。因此，将一部书托名神农，展现了一种从想象中的辉

① 郑金生：《药林外史》，第7—10页。

② Beck, trans., *De Materia Medica*.

③ 《淮南子集释》卷19，第1312页。

煌过去找寻失落的药学智慧的理念。①

然而,《神农本草经》真正的作者并不为人所知,它可能是由汉代一些专司药事的官员编撰而成。身为"本草待诏",他们在宫廷有需要时应诏进宫,平时待命。汉代文献常常把这些知识渊博、召之即来挥之即去的专业人士与"方术"之士相提并论。"方术"一词涵盖了各种不同的奇技秘术,如观星、风水、炼丹、占卜等。本草待诏或许会和这些术士交流药物知识,并将其纳入本草书写中。②

作为中国第一部系统的药物著作,《神农本草经》是中国传统药学理论与实践的基础,之后所有的本草著作都恪守其对药物进行分类和界定的基本框架,并仰仗其经验知识指导医学实践。③我们几乎不知道该书如何形成、来源为何,只知道它总结了已积累几个世纪的药物知识。证据主要来自汉墓出土的医书,其中有两组医书尤其具有启示性。第一组是从湖南马王堆(约封墓于公元前168年)长沙国丞相利苍之子利豨墓中出土的医方集,这批帛书包含近300个医方,主治52种疾病。据保守估计,该医方集用到了200多种植物药、矿物药和动物药,供内服或外用。其中有70多种药也出现在《神农本草经》中,这暗示汉代的本草书可能从方书中汲取药物知识。④

第二组医书表明了《神农本草经》成书的不同路径。这批竹简出土于安徽双古堆(约封墓于公元前165年)当地一个贵族的墓中,上面

① 关于汉代医学文本中圣人形象的历史分析,参见金仕起:《中国古代的医学、医史与政治》,第56—70页。

② 班固:《汉书》卷12,第359页;卷25下,第1257—1258页。关于中国本草书起源的重要研究,见山田慶兒:「本草の起源」,第454—473頁;廖育群:《岐黄医道》,第124—152页。

③ 王家葵、张瑞贤:《〈神农本草经〉研究》。

④ Unschuld, "Ma-wang-tui *Materia Medica*," 11-63; Harper, *Early Chinese Medical Literature*, 98-109.

列出了100多种药物，每一种都旨在治疗一种疾病或产生某个神奇的效果，如“疾行”“轻体”，后者可以使身体翻山入云。有鉴于竹简的开头出现了“万物”一词，可以说这些竹简呈现了一种早期的博物学，其目的是指认天下万物可能的用途。[①]因此，汉简《万物》逸出了医疗范畴，列举了诸物在渔猎、制衣、制作燃料等其他方面的用途。这批竹简残破不全，囊括了五花八门的信息，但它们为我们理解中国本草书的起源提供了重要证据，揭示早期的本草书写将药物知识纳入了更广阔的博物学讨论中。[②]

我们有必要在考察《神农本草经》的内容之前，了解一下汉代医书编纂的大背景。汉代的所有医学文本均已佚失，在考古发掘中发现的简牍残片，包括上文提到的那两批出土医书，是这一时期唯一的直接史料来源。但是，《汉书·艺文志》保存了中国历史上最早的皇家图书馆书目，著录图书30多类，近600家。该书目的创建是西汉末年一场“经典化”运动的结果，当时，几名宗室学者系统地收集整理古今著作，以重新确立文本的权威，指导帝王治国。[③]和医疗有关的书目列在最后，归在“方技”类中，“方技”类又进一步被分为四种：医经、经方、房中、神仙，[④]其中“经方”和药学知识关系最大。虽然经方类的11部书均为方书，但它们依赖于对每种药物的了解来提供有效的处方。本草书并没有出现在书目中，

---

① 在中国古代的博物学著作中，3世纪张华的《博物志》尤为重要。该书已佚，但部分内容，包括一小段对药物的论述，保存在后世的文献里。见《博物志校证》卷4，第47—49页。

② 阜阳汉简整理组：《阜阳汉简〈万物〉》，第36—47页；胡平生、韩自强：《〈万物〉略说》，第48—54页；李零：《炼丹术的起源和服食、祝由》，第323—330页。

③ 金仕起：《中国古代的医学、医史与政治》，第157—210页；Brown, *Art of Medicine in Early China*, 89-109。

④ 班固：《汉书》卷30，第1776—1780页。

在西汉末年这样的药物知识很可能依然是零星的、散落的，夹杂在方书和博物学著作中，直到东汉时期才在独立成书的本草著作中系统化。

现在我们来仔细看看《神农本草经》。[①]该书有一个简短的序录，介绍其书写架构和药物疗法的基本原则。书的正文记述了总计365种药，对应一年的365天，展示其天地感应的思维架构。重要的是，《神农本草经》把这些药物分成三品，开篇即将这三品界定如下：

> 上药一百二十种为君，主养命，以应天。**无毒**，多服、久服不伤人。欲轻身益气，不老延年者，本上经。
>
> 中药一百二十种为臣，主养性，以应人。**无毒**、**有毒**，斟酌其宜。欲遏病，补虚羸者，本中经。
>
> 下药一百二十五种为佐、使，主治病，以应地。**多毒**，不可久服。欲除寒热邪气，破积聚，愈疾者，本下经。[②]

这段话揭示了中国传统药学的两个核心特征。首先，药物被分成上中下三品，“毒”作为定义三品药的标准而引人注目，这一以“毒”为中心的药物分类法是中国传统药学的基础，成为后世本草书写的准则。其次，毒指向一种具有治病价值的猛力，而非应该不惜一切代价躲避的东西。正是因为有此疗愈力，大多有毒的“下药”被用来治疗各种疾病。“毒”的两面性在《神农本草经》中得以显著体现：因为它不仅能使人受益，而且能造成危险，所以病人只能在短期内谨慎地服用毒药，病好了就该停药。

---

① 原书早已散佚，其佚文保存在后世的本草书中，现代的一些辑佚工作正是在此基础上进行的。我在研究中采用的是马继兴主编的辑佚本。

② 《神农本草经辑注》卷1，第2—6页，粗体为我所加，以示强调。

文中暗示，如果使用得当，有毒药物可以治病；如果使用不当，它们就会造成伤害。

虽然毒药是有用的治病之物，但《神农本草经》把大多数毒药归入下药，认为它们不及中药和上药。中药不是用来治病，而是用来强身健体，避免生病的。这一目标和汉代发展起来的一种医学哲学相吻合，如《黄帝内经》中的一句格言所云："圣人不治已病，治未病。"①预防疾病的发生总是比得病后治疗要好。

此外，无毒的上药用于实现一个更高的目标：延年益寿，这一愿望与中国的"养生"思想产生共鸣。这个古老的传统建议人们常年摄入滋补药物，如茯苓、松脂、云母等，并结合身体运动、呼吸吐纳和静思冥想，以达到长寿的目的。②这些方法旨在补气、祛除会让身体衰亡的内毒，因此，无毒药物能"轻身"，净化身体的毒素。与此同时，有毒药物以其特有的"厚"使身体充满活力，以便与疾病搏斗。毒药虽然能有效治疗疾病，却会阻碍人们实现更高的目标——健体延寿。③

《神农本草经》的正文详细描述了365种药，包括矿物药、植物药、动物药和食物药，注明了每一种药物的味、气、主治、功效、产地，有时还有别名。头两条，即味和气，是中国传统药学里定义药性的基本概念。每一种药物都有下列五味之一：辛、甘、酸、苦、咸，这些味道不一定和我们今天的味觉体验一致，而是五行学说中的抽象概念，此学说把药物的味道与身体的特定器官相对应：辛入肺，甘入脾，酸入肝，苦入心，

① 《黄帝内经素问校注》，第2篇，第31—32页。

② Kohn, ed., *Taoist Meditation and Longevity Techniques*；坂出祥伸編：『中国古代養生思想の総合的研究』。

③ 我必须指出，《神农本草经》不是严格根据毒对药物进行分类。例如，上品中有些药是有毒的，这一点我会在本书第三部分加以考察。此外，许多上药除了能养身厚生，也能治病。但是，我们在书里几乎找不到下药延年益寿的例子。换言之，上药一般用途广泛，而下药大多局限于治病。

咸入肾。这种对应性为医家开方用药提供重要的理论指导。①此外,"气"在《神农本草经》中指药物的热度,如寒、温或平,每一种"气"指示药物引起的相应的身体感觉。例如,温性药会使身体觉得热。"气"的这一定义涉及药物的物质性,它和我们熟悉的周身循环之"气"这个概念有关,却又不同。

尽管《神农本草经》在序录里概述了以"毒"为中心的药物组织架构,但它并没有注明365种药里的每一种药是否有毒。②在中国传统药学的形成期,此类知识很可能尚未系统发展。直到5世纪末,随着该书的一个重要注本的产生,对毒药的详细阐述方始出现。

## 《本草经集注》中的毒药

大约成书于500年的《本草经集注》是中国药学史上的一部关键文本。它在《神农本草经》的基础上增加了一倍的药物,并补充了更多关于药物外形、产地、效用的信息,大大扩充了药物知识。重要的是,它指明了730种药中大多数药的毒性,并详细论述了中国传统药学里一些常用的有毒药物。该书也阐释了炮制、使用这些毒药的各种技术。因此,要研究中古中国毒药的理念和应用,《本草经集注》是不可或缺的文本。

《本草经集注》成书于中国政治分裂的时期。从4世纪初至6世纪

---

① 《黄帝内经素问校注》第5篇,第82—91页。中医里定义的脏腑不能简单地视为现代生物医学里的解剖器官,而是身体内部协同作用的功能单位。参见Sivin, *Traditional Medicine in Contemporary China*, 124-133。

② 学者们在这一点上意见不一。有些学者认为,为了保持序录与正文的一致性,《神农本草经》指明了每种药是否有毒。但也有学者认为,这一信息是后来的本草书添加的,这些学者从《本草经集注》里找到了强有力的证据来支持他们的说法(详见下文)。另外,《神农本草经》在序录里也提及了药物的其他属性,如阴阳、子母兄弟,但在正文中却没有注明每种药的这些属性,因此我倾向于后一种观点。见《神农本草经辑注》,第609—611页;《神农本草经校注》,第1—8页。

晚期，匈奴、鲜卑、羌等游牧民族在北方建立了自己的政权，汉人则在黄河以南地区相继建立了一系列政权。尽管政治动荡，但由于医学世家的崛起和宗教医疗的繁荣，特别是南方的一些门阀望族编写了颇有影响力的医学著作，因而该时期的医学活动蓬勃发展。在汉代，医学知识主要由师父传给他精挑细选的徒弟，但在这个新时期，医学主要在世家大族内部传承。[①]而且，这一时期佛教和道教的迅速发展大大丰富了治疗手段；不同宗教信徒用药物、禁咒、冥想等方法治疗病患，并试图实现身体的跃升。特别是江南地区兴起的道教炼丹术，以其利用强劲矿物质的丰富经验，影响了当时药学著作的撰写。[②]

《本草经集注》的作者陶弘景，南朝都城建康（今江苏南京）附近人士，出身士族。陶弘景学识广博，20多岁即以能文善书闻名。因为家庭的影响和个人的志向，他还精通医学。据他自述，他家数代行医，父祖均熟谙方药，靠一部《范汪方》医治了百千人。[③]虽然没有证据表明陶弘景自己也行医，但其家人治病疗疾的活动很可能有助于他研习医学。根据《隋书·经籍志》所录书目，陶弘景编撰了八部医书，包括本草、方书和炼丹著作，所有这一切表明他有丰富的医学知识。[④]

陶弘景年轻时就对道教著作感兴趣，他所生活的江南地区是新兴道派发展的沃土，5世纪时对社会精英有很大的吸引力。492年，在南

---

① 李建民：《旅行者的史学》，第33—94页；范家伟：《六朝隋唐医学之传承与整合》，第96—108页。

② 林富士：《中国中古时期的宗教与医疗》；Salguero, *Translating Buddhist Medicine in Medieval China*; Pregadio, *Great Clarity*。

③ 陶弘景：《本草经集注》卷1，第30页。范汪是4世纪一名精于医术的东晋官员。见范行准：《中国医学史略》，第59页。

④ 魏徵等：《隋书》卷34，第1040—1050页。陶弘景的传记见姚思廉：《梁书》卷51，第742—743页；李延寿：《南史》卷76，第1897—1900页；王家葵：《陶弘景丛考》，第313—376页。

齐朝廷当了十多年小官后，陶弘景决定弃官归隐离京城不远的茅山。在那里，他一心修习冥想和炼丹术，并编撰道教著作。也就是在这段隐居的岁月里，陶弘景完成了《本草经集注》一书。

顾名思义，陶弘景的这部书以《神农本草经》为基础，但对其结构和内容都作了重大改动。该书以一长篇序录开始，其中陶弘景不仅评注了《神农本草经》简短的序录，也详细说明了药物的炮制法，列举了治疗主要疾病和解不同类型毒的药物，以及各式各样的组方配伍法。他在序录起始即阐明了编撰这部药学专著的动机，指出在《神农本草经》问世后的几个世纪里，医书作者们不是对该书进行编辑，就是撰写独创的药学著作，由此造成了许多舛错和混淆，使行医者误入歧途。为了纠正此种混乱局面，陶弘景精研他能看到的所有药学著作，在此基础上编撰了这部新的本草书。因此，《本草经集注》反映了陶弘景汇编、整合药学知识的努力，这种药学知识结合了经典医书的智慧和当时对医药的新认识。①

《本草经集注》共载药730种，一半（365种）抄自《神农本草经》，另一半来自陶弘景所言的"名医副品"，指的是从汉代到当时的医家对药物的增录。②每一个药物条目包含三层书写：第一层是《神农本草经》原文，用红色大字如实抄写。第二层是汉以后医家们对此药物的评注，用黑色大字书写。重要的是，这一层书写指明了药物有毒与否。虽然我们无法知道此种说明的具体出处，但是陶著首次将此类知识系统地纳入本草书写。③第三层则是陶弘景自己的注释，用黑色小字写

① 陶弘景：《本草经集注》卷1，第1—6页。

② 廖育群：《考订〈名医别录〉及其与陶弘景著述的关系》，第261—269页。

③ 对每种药物是否有毒的指定已见于3世纪的《吴普本草》，但该书今仅存佚文。不同于《本草经集注》，《吴普本草》只是将各种文献对每一种药物的描述罗列在一起，没有系统性整合。见吴普：《吴普本草》。

在每个条目的最后。

通过建立这种包含若干层次的书写模式，陶弘景开创了为本草书作注的悠久传统。他并未修改《神农本草经》这部汉代经典，而是保留了它的内容，并且增补了来自其他医书的信息以及他自己的评论。为了区别这三层书写，他用了不同颜色和不同大小的字。因为原书早已失传，我们无法确知陶弘景编撰此书时用的是什么书写材料。虽然东汉已发明纸，但是直到5世纪纸才成为宫廷的常规书写材料，而它传播到社会其他阶层可能就更慢了。①因此，陶弘景完成《本草经集注》的时间是中国书写技术发展的过渡期，当时纸逐渐取代了简牍这种早期的书写材料，陶弘景有可能使用两者之一作为载体完成其本草书写。

虽然《本草经集注》原书已不复存在，但是该书现存的7世纪纸质写本的一小份残片，让我们对陶著的原貌有了具体的认识（见图1.2）。

该文书20世纪初出土于吐鲁番地区，有可能是唐代皇家图书馆的官方抄本。②它包括四种动物类药：豚卵、燕屎、天鼠屎（即蝙蝠屎）和鼹鼠。每一个药物条目下面是朱书《神农本草经》原文（见图1.2淡色字），墨书部分（见图1.2深色字）则为陶弘景增补的内容（大字）和注释（小字）。关键的是，药物是否有毒的信息用墨书，表明该知识并非出自《神农本草经》原文，而是后世本草书加入的。③这种独特的作注方式在陶氏之后得以延续，后来的本草著作如法炮制，增补新的药物，

① 陈昊：《身分叙事与知识表述之间的医者之意》，第97页。

② 岩本篤志：『唐代の医薬書と敦煌文献』，第83—86頁。

③ 根据岩本笃志的研究，亦有可能是唐朝廷在抄写陶弘景的著作时修改了他的书写体系，这使得我们不可能完全复原陶氏原作。见岩本篤志：『唐代の医薬書と敦煌文献』，第85—86頁。

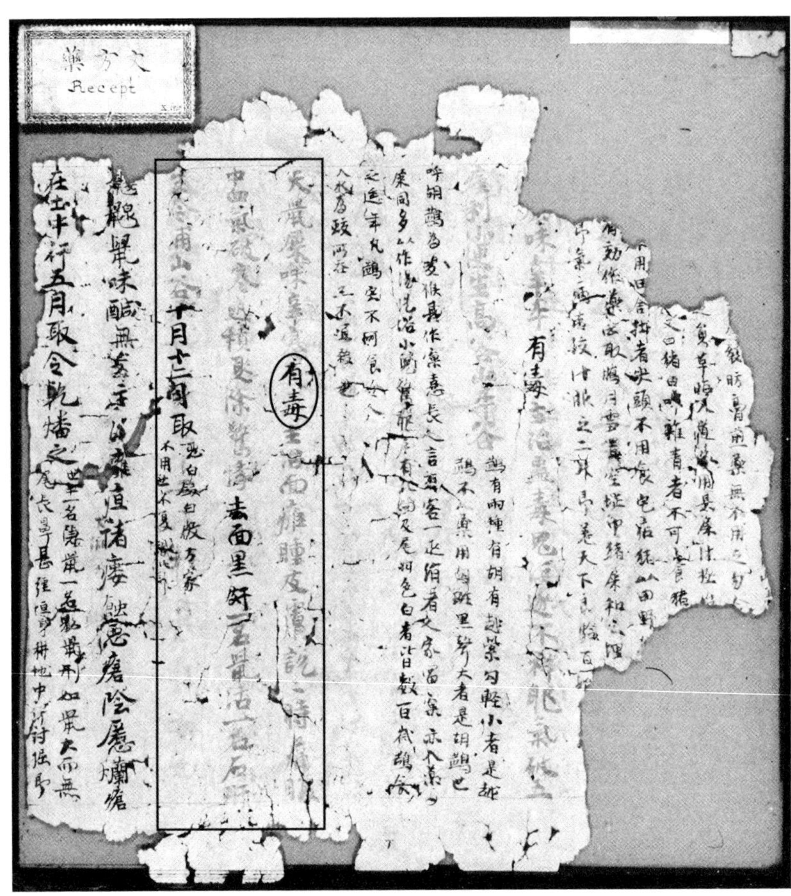


**图1.2** 《本草经集注》写本残片，上面提及四种动物类药。长方框内是有关"天鼠屎"的内容。淡色文字出自《神农本草经》，描述了药物的性味、主治、别名和产地。深色文字来自陶弘景收集的汉以来的医学著作，它增补了药物的毒性、其他功效和采收时间。最后的黑色小字是陶弘景的注释，指出该药物如何配伍及是否常用。圆圈凸显的黑字"有毒"，为陶弘景所加。本图片承蒙柏林-勃兰登堡科学与人文学院院藏、柏林国立图书馆普鲁士文化遗产基金会东方部允许使用，吐鲁番藏品Ch. 1036号（背面）。

并在已有的药物条目后层层叠叠地作注。有赖于此种格式，尽管《神农本草经》和《本草经集注》等早期本草著作的全本均已散佚，但是它们的内容因为保存在后世的本草书中而得以再现。①

除了指明每一种药物是否有毒，陶弘景对《神农本草经》的组织架构也作了重大改动。其著作以四卷本《神农本草经》为蓝本，这个底本包括序录和分别述及上、中、下药的三卷。②陶氏重新整理了《神农本草经》，创建了两个新版本。第一个版本共三卷，卷上为序录，中、下二卷则载药各约365种。第二个版本名曰“大书”，分为七卷：首卷为序录，卷2为玉石，卷3至卷5为草木，卷6为虫兽，卷7为果菜米谷和“有名无实”，后者为仅有药名而不复使用的药物。③虽然陶弘景没有发明根据自然属性将药物分类的方法——这一理念可上溯至汉代——但其著作在中国历史上首次将此种体例确立为本草书的基本结构。④

---

① 现存最早的全本本草书是成书于11世纪的《经史证类备急本草》(常简称为《证类本草》)，北宋唐慎微编撰。现代学者在辑复《神农本草经》与《本草经集注》时正是取材于此。

② 陶弘景：《本草经集注》卷1，第3页。

③ 陶弘景：《本草经集注》卷1，第6页；Mayanagi［真柳誠］，“Three *Juan* Edition of *Bencao jizhu* and Excavated Sources,” 306－321。

④ 东汉学者郑玄在其为《周礼》作的注中把药物按照自然属性分成五种：“五药，草木虫石谷也。”见《周礼注疏》卷5，第132页。此前学者们对陶弘景新颖的药物分类法作出了各种解释，例如，有学者认为随着佛教的传播，陶氏可能受到了印度医学的影响（廖育群：《印度古代药物分类法及其可能对中国医学产生的影响》，第56—63页）；也有学者提出，儒家著作用“自然属性”来辅助政治治理，提供道德规范（山田慶兒:『本草と夢と錬金術と』，第67—72頁）。为了理解陶弘景的书写架构，我们也有必要将这一医书和他的道书相比较。陶弘景对数字七似乎很着迷：他的两部道书《真诰》和《登真隐诀》均为七卷。他称，将书分为七卷对应了北斗七星，此天象与地理密切相关。在古代中国，祭拜北斗星是道教的重要仪式。因此，“七”在《本草经集注》中的术数意义和支撑其道书的天地互感的宇宙观是一致的。见陶弘景：《真诰》（HY 1016）卷19，第3页上；Mollier, *Buddhism and Taoism Face to Face*, 134－173。

除了改变卷数,《本草经集注》把药物从365种增加到730种,多了一倍。不考虑那些有名无实者,其余药物(575种)在四个自然类别中的分布情况见表1.1。

总的说来,草木在其中比重最高,一半以上的药物属于草木,表明草药学在陶氏的时代占据了重要地位。其次是虫兽(20%)、果菜米谷(14%)和玉石(12%)。各类药在上、中、下三品的分布大致均衡,但下品药略多。

表1.1 药物在《本草经集注》中的分布

| | 上品 | 中品 | 下品 | 总计 |
|---|---|---|---|---|
| 玉石 | 25 | 23 | 23 | 71 |
| 草木 | 97 | 91 | 117 | 305 |
| 虫兽 | 29 | 39 | 48 | 116 |
| 果菜米谷 | 27 | 30 | 26 | 83 |
| 总计 | 178 | 183 | 214 | 575 |

注:根据陶弘景《本草经集注》卷2—7,第127—516页统计。

那么毒药在《本草经集注》中的分布是怎样的呢?陶弘景继承了《神农本草经》中以毒为依据的三品分类法,根据毒性将四类毒药的每一类分成上中下三品。陶氏除了指明每一种药物是否有毒,还根据药物的猛烈程度建立了更精细的区分:将毒药分为"小毒""有毒"和"大毒"三种,暗示他对这些毒药有了更深入的认识。《本草经集注》中所有有毒药物的分布情况见表1.2。

总体而言,全书494种药物中,大约五分之一(22%)被定义为有

表1.2　有毒药物在《本草经集注》中的分布

| | 上品 | 中品 | 下品 | 总计 |
|---|---|---|---|---|
| 玉石 | 2 | 5 | 3 | 10 |
| 草木 | 4 | 6 | 46 | 56 |
| 虫兽 | 1 | 10 | 24 | 35 |
| 果菜米谷 | 1 | 2 | 4 | 7 |
| 总计 | 8 | 23 | 77 | 108 |

毒。[①]和《神农本草经》对"毒"的定义一致，这些药物中的大多数为下品药（71%），只有8种为上品药（7%）。此外，有毒药物在四个自然类别中的分布是不均衡的。草木类有毒药物最多（56种），这意味着一半以上的有毒药物是草药。但是就比例而言，虫兽类有毒药物的百分比最高——差不多三分之一（30%）的动物药都有毒。这两类占有毒药物的大多数（84%）。相比之下，果菜米谷类包含的有毒药物最少（8%），可想而知，这是因为这些药物大多数温和，可以长期服用。

那么这些毒药都是什么呢？[②]玉石类药物中有10种毒药，包括水银、石硫黄和雄黄、雌黄、礜石及特生礜石这4种砷化物。[③]奇怪的是，

① 此统计不包括178种"有名无实"的药物和81种未指定毒性的药物。在108种有毒药物中，23种为《本草经集注》新增。从文化比较的视角看，在古希腊主要的药物学专著中，大约10%的药物被定义为有毒。见Touwaide, "Les poisons dans le monde antique et byzantin," 268。

② 由于不同古代文献对药物的描述不同，有时甚至相互抵牾，我们常常难以确定古代医书里的药名与当今世界所用药物之间精准的对应关系。在本书英文版中，我尽可能用英语的常用名来翻译这些药物。有时在涉及植物时，我用现代生物分类法中的"属"而不是"种"来做翻译，以便保留原文的某种模糊性。我对药物的指认参考了Sivin, *Chinese Alchemy*, 272-294；Hu［胡秀英］, *Enumeration of Chinese Materia Medica*；Wilms, *Divine Farmer's Classic of Materia Medica*。

③ 陶弘景：《本草经集注》卷2，第130、148—151、154—155、168、175页。

这些药物大多归属中品而非下品，偏离了以“毒”为依据的分类原则。除了治疗特定的疾病，许多有毒矿物质也被赋予了升仙的力量，这是中国炼丹术梦寐以求的目标（见第七章）。很可能正是这个高远的追求提高了这些矿物药的价值，使其从下品升入中品。

草木类包含了大量有毒药物，大多数为下品药。几乎所有“大毒”的药都被放在下品，其中最突出的例子是附子类药物。陶弘景在书中列举了4种此类药物（天雄、乌头、附子和侧子），并特别称赞附子为“百药长”。[①]这并非夸张，因为附子是中国传统药学中最常用的药物之一。[②]它也是一种致命的毒物，在古代中国常用于谋杀。因此，正确的炮制是使用这种强劲草药的关键。其他有毒植物包括：巴豆，这是生长在巴蜀地区、一种大戟科巴豆属常绿乔木的果实，可用作强力泻药；钩吻，生于南方的一种有大毒的马钱科钩吻属蔓藤，既能杀人又能治病；半夏，一种天南星科半夏属植物的块茎，夏天采挖，故得名；莨菪子，一种茄科天仙子属致幻植物的种子，既能诱发又能治疗癫狂。陶弘景指出了这些药物的多种用途，如温中、破淤、消肿、健行。[③]

虫兽类毒药也多种多样。蛇出现在这类药中不足为奇，它们的胆因为能治病尤其受到珍视。[④]另一个重要的虫兽类药物是牛黄，即牛的胆囊结石。这味药位列上品，有小毒，用来治疗癫狂，并可轻身延寿。在陶弘景的时代，其高昂的价格和假冒品的泛滥表明牛黄是大受欢迎

---

① 陶弘景：《本草经集注》卷5，第344页。“附子”指乌头属植物侧生的块茎。本书第二章对附子类药物有更详细的讨论。

② 根据奥林热的统计，在唐代的方书《外台秘要》中，10%的药方用到了附子类药物。见Obringer, *L'aconit et l'orpiment*, 121－122。

③ 陶弘景：《本草经集注》卷5，第327—329、335—336、354—355、374页。

④ 陶弘景：《本草经集注》卷6，第441—442页。

的药物。[①]虫兽类毒药里最神秘的一种莫过于鸩鸟毛，即鸩鸟的羽毛，陶氏称它有大毒，能有效治疗蛇毒。[②]这种羽毛毒性极强，被它沾过的任何酒都能在顷刻间使人毙命。事实上，鸩酒如此臭名昭著，以至于成了毒药的代名词，成语“饮鸩止渴”即为明证。[③]然而，我们不清楚鸩鸟究竟是什么动物。[④]

最后，果菜米谷类包含了几种重要的有毒药物。其中之一为麻蕡，即大麻类植物的籽实。它被列入上品，能治五劳七伤，驱寒气，散脓，久服则可以轻身、通神明。然而，多食令人“见鬼狂走”——这是强烈扰乱心神的迹象。[⑤]另一种有毒药物是酒，作为一种大热的物质，它常用作激发药力的溶剂。和麻蕡相似，酒也能使人“体弊神昏”，这是许多人都熟悉的效力。[⑥]

## 小结

“毒”是中国传统药学中的一个核心概念。在中国医学的形成期，“毒”的意涵比现在它所承载的负面意思更复杂。汉代的字书中出现了该字的一个重要释义“厚”，它暗示力量、厚重和丰足，此解释引申出广泛的含义。其他中国早期文献中的“毒”也呈现多样意涵，从有效的

---

① 陶弘景：《本草经集注》卷6，第389页。关于牛黄的研究，见李建民：《丝路上的牛黄药物交流史》，第14—27页。

② 陶弘景：《本草经集注》卷6，第449页。

③ 见范晔：《后汉书》卷48，第1616页。

④ 关于鸩鸟的研究，见真柳誠：「鴆鳥」，第151—185頁。鸟的羽毛有这么毒吗？对此的现代生物学研究，详见Dumbacher et al., “Homobatrachotoxin in the Genus *Pitohui*,” 799–801。

⑤ 陶弘景：《本草经集注》卷7，第499页；Li, Hui-lin［李惠林］，“Origin and Use of Cannabis in Eastern Asia,” 51–62。

⑥ 陶弘景：《本草经集注》卷7，第510页。

治理到“德”畜养万物的力量，从猛烈的药物到致命的毒物。“毒”还被用来比喻刺耳却有建设性的言语。总而言之，“毒”的两面性就在于它既可能带来益处，又可能造成危害。

“毒”的两面性在中国早期的本草著作中得到了鲜明的体现。它指向猛烈的药力，药物的治愈力正是由此而来。《神农本草经》里建立的三品分类法把“毒”作为药物分类的主要标准。有毒药物因其猛烈而具有治病的价值，但也正因其猛烈而可能使人生病甚至死亡。因此，使用毒药的艺术就是在不损害生命活力的前提下有力地祛除疾病。六朝时期的本草著作，例如陶弘景的《本草经集注》，更详细地描述了这些猛药。它们遍布于矿物、植物、动物和食物类药物，并被赋予广泛的医疗用途。到6世纪，中国传统药学已确立毒药在治疗中的关键作用。

对中国药学的这一特色我们如何作出文化诠释呢？本章开头的引言给了我们一个线索。这段话出自西汉的《淮南子》，它强调了凶猛的鸡毒（附子类植物）的效用。这当然是有用的医学信息，但是这段话的言外之意和政治有关：它用附子作为隐喻，强调世间不同类型的人都有价值，如果能君意识到这一点，对国家就大有裨益。[①]重要的是，这样的政治愿景和构成该书核心的宇宙观一致：道生天地，天地分阴阳，阴阳相合，滋生万物。[②]因此，世间万物都包含了阴和阳的力量，它们相互转化，流动不息。此种宇宙观根植于《老子》《庄子》这样的先秦哲学著作，强调万事万物的辩证关系，反对绝对的分类。在此阴阳理论的影响下，毒和药没有截然分开就不足为奇了。事实上，二者你中有

---

① 《淮南子集释》卷9，第652—656页。与之类似的另一段话详见卷10，第709—712页。关于古代中国用医学话语进行政治劝诫的研究，见Brown, *Art of Medicine in Early China*, 21-62。

② 《淮南子集释》卷3，第165—294页。

我，我中有你。

毒药虽然具有治病疗疾的巨大潜能，但毕竟是危险之物，误用会导致极其严重的后果。中国古代的医家完全知晓这一点，因此想出许多炮制和使用毒药的方法，以便最大程度地趋利避害。如上所述，潜藏于药毒两面性里的核心理念是转化：绝对的区分是不存在的；万事万物都在永恒的变化中。因此，为了利用毒物，人们必须掌握恰如其分地将其转化为药物的技术。

# 第二章　毒药的转化

夫草有莘有藟，独食之则杀人，合而食之则益寿。

——《吕氏春秋》①

公元前71年，在西汉都城，朝中权臣霍光的夫人霍显意图谋害许平君皇后，以便让自己的女儿当上皇后。当时，许皇后因为分娩而非常虚弱，霍显雇了一个名为淳于衍的女医为皇后准备补药：女医偷偷地把附子混入药中，进献给皇后服用。许皇后服了一些"药"后，抱怨头晕，怀疑药中有毒，淳于衍矢口否认。许皇后的状况迅速恶化，最后撒手人寰。②

这场谋杀因为附子的使用而显得诡诈。致命的毒物附子导致许皇后悲惨死亡，然而它也是古代中国最常使用的药物之一。事实上，中国

① 《吕氏春秋集释》卷25，第661页。

② 班固：《汉书》卷97上，第3966页。

传统药学很少直接用毒，而是用各种制药技术，包括剂量控制、药物配伍和加工，把毒转化为药。汉代的医学著述已零星而简要地提及这些技术，至于更详尽的探讨和相关专著则出现在5—6世纪，它们为后来的药学著作奠定了基础。因此，猛烈之物在中国得以大量使用亟需医学技术的发展，以驯化这些危险的毒物，将它们变成有用的药物。

古代中国制药技术的传统促使我们重新思考自然与技术之间的关系。如今，中医在西方世界的吸引力越来越大，这和想象中草药的“自然性”有很大关系，与之形成对照的是西方合成药物的人工性。这一观点隐含着一种自然观，即自然是纯洁、干净、安全的。这种观念秉承欧洲启蒙时代的遗绪，清晰地将自然和文化划分成独立的、相互排斥的领域。[①]如果说在19世纪和20世纪早期这种遗绪推动了一种殖民计划：把包括中医在内的本土医疗传统贬抑为“原始的”或“不科学的”，借此建立西方现代医学的霸权，[②]那么在后殖民时代则发生了一种逆转，对中医的浪漫化看法使其成为西方生物医学以外一个颇有吸引力的治疗选择。这两种观点都有问题。从中国传统医学的早期阶段开始，对药物的技术处理即构成了用药实践的核心。如果制备得当，猛烈的药物可能会很有价值。反过来，一种看似“自然的”药物如果使用不当，可能会严重伤害身体。最终真正重要的不是现代头脑投射的抽象的自然概念，而是通过技术干预来转化药物的具体实践。

在到达医家手中之前，是谁在采集、加工药物？从汉代至六朝，随着药物种类的增多和制药技术的日益成熟，制药和贩药者逐渐从开药

---

① 关于对此种划分的批判，见Latour, *We Have Never Been Modern*；关于在亚洲语境下对自然的认知，见Vogel and Dux, eds., *Concepts of Nature*；Marcon, *Knowledge of Nature and the Nature of Knowledge*, 16–21。

② Arnold, *Colonizing the Body*; Lei, *Neither Donkey nor Horse*.

方的人中分离出来。在一些心存担忧的医家眼中，这样的分工影响了药材的质量和疗效。这一新情况促使这些医家撰文著书，阐明如何正确加工、使用药物。这个显著变化表明了中古中国对制药技术的高度重视，以确保药物质量。

## 剂量的控制

在欧洲医学史上，人们使用有毒药物时对剂量控制的认识可以追溯至古希腊时代，当时的医生已注意到过量开药的危险。到了近代早期，瑞士医生帕拉塞尔苏斯（Paracelsus，1493—1541）明确地阐述了控制剂量的重要性，其名言是“万物皆毒，无物无毒：唯有剂量可使一物无毒”。在整个西方医学史上，小心控制剂量一直是用毒疗疾的关键。[①]

中国传统医学也早已认识到剂量的重要性。汉代药物学专著《神农本草经》的序录说：“若用毒药治病，先起如黍、粟，病去即止，不去倍之，不去十之，取去为度。”[②]简言之，毒药的用量必须根据病人的反应小心调整。

但是这个关于剂量的陈述毕竟过于简单，它只是勾勒了一个笼统的原则，却没有提供具体的治疗指南。陶弘景在其《本草经集注》中进一步诠释了这段话，他先警告说，如果单独使用一两种毒药，如巴豆、甘遂等，不能贸然用最大剂量。接着他提出了一个详细的方案：根

---

① 引言出自帕拉塞尔苏斯《申辩七书》（*Seven Defensiones*）的第三个辩护，转引自Gibbs, *Poison, Medicine, and Disease in Late Medieval and Early Modern Europe*, 201。关于欧洲历史上有关该主题的论文集，见Grell, Cunningham, and Arrizabalaga, eds., “*It All Depends on the Dose*”。

② 《神农本草经辑注》卷1，第27—28页。

据药物的不同组合控制剂量，将一剂药中毒药的用量和药物成分的总数相关联。和毒药一起使用的其他药物成分越多，他建议服用的药丸越大，药丸数目也越多。[①]相较于《神农本草经》在讨论剂量时仅涉及单一药物疗法，陶弘景在其注释中增加了更多对复方药的讨论，说明当时此类药方的勃兴。他在建议较大剂量地服用有毒复方药时，很可能考虑到了其不同药物成分之间的互动关系，此种互动抑制了毒药的威力。

此外，剂量的控制也有赖于稳定的测量体系。在序录的另一处，陶弘景说当时存在两种称重系统：一种是粗疏的古代称重法，另一种是汉以后发展起来的更精细的称重法。为了消除混乱，陶氏建议制备药物时采用后一种方法，以确保能对药材正确称重。[②]说到如何称毒药，陶弘景另有建议。例如，他指出，在用到巴豆树的有毒果实时，必须首先去核去皮，然后以16枚果实重一分的标准称量。此方法不受果实大小不同的影响，提供了更精确的称重准则。[③]

除了这些关于剂量控制的通用指南，陶弘景也在许多药物条目中强调了过量用药的危险。有趣的是，他指出了服食几种致幻药物的风险。比如，有一种叫“莨菪子”的草药能有效治疗癫狂，而过量服用令人“狂走”。因此，陶氏警告人们不可超过建议的剂量。但是，长期少量服用莨菪子却能强身通神。由此来看，不同的使用剂量，可以把同一

---

① 陶弘景：《本草经集注》卷1，第19—20页。

② 陶弘景：《本草经集注》卷1，第36—37页。关于汉至六朝称重系统的变化，详见郭正忠：《三至十四世纪中国的权衡度量》，第103—117页。

③ 陶弘景：《本草经集注》卷1，第53页。陶弘景时代的一分约等于现在的3.5克，参见郭正忠：《三至十四世纪中国的权衡度量》，第115页。

草药转变为能治病、有害或健体之物。[①]此外，陶弘景尤其强调饮食不加节制的问题，例如他告诫说，多食猪肉令人暴肥，多食杏子伤筋骨，多吃盐伤肺且引发咳嗽。即便是这些看上去无害的食物，忽视合适剂量的代价也是高昂的。[②]

服药过量应如何治疗？陶弘景列了一个可以帮助减轻症状的物品清单，包括鸡子黄（即蛋黄）、蓝汁、粳米潘汁（即淘米水）、土浆、豉汁。值得注意的是，这些物品大多数是家户中随手可得的寻常之物。除了治疗服药过量，诸如此类的物品也能解毒，如蜘蛛毒、乌头天雄附子毒，很可能是易得性使它们成为处理紧急情况时的合适的解毒剂。[③]

## 药物的配伍

除了剂量的控制，药物的配伍是安全使用毒药的另一项重要技术，这一概念早在汉代已清晰可见。药物配伍的规则已显现于此前讨论过的《神农本草经》的书写结构之中。该书把365种药分为三类，每一类药属于特定的等级：上药为君，中药为臣，下药为佐、使。然后，文本建议药物配伍时采用一君、二臣、三佐、五使的方案，也可以是一君，三臣，九佐、使。[④]有效的治疗就像成功治理一个国家，需要其成员的相互合作。

药物配伍与官僚组织的对应提供了一个鲜明的例子，揭示了政治思想对古代中国医学写作的强烈影响。[⑤]汉帝国树立了一种意识形

---

① 陶弘景：《本草经集注》卷5，第374页。这一类药中的其他例子包括麻蕡和云实，见卷3，第247—248页；卷7，第499—500页。关于中国传统药学中的致幻药物，见石田秀实：『見鬼藥考』，第38—57頁。

② 陶弘景：《本草经集注》卷6，第450—452页；卷7，第471—472页；卷7，第515—516页。

③ 陶弘景：《本草经集注》卷1，第80—88页。

④ 《神农本草经辑注》卷1，第8—11页。

⑤ 金仕起：《中国古代的医学、医史与政治》。

态，它根植于宇宙、国家和人君身体之间的共鸣关系。在这种天人感应的体系下，君主应该使其身体与宇宙的运作模式保持一致，并取法这种模式来治理国家。天人感应不仅保证了人君身体的活力，而且促成了政治身体的稳定。[①]因此，汉代的医学著作充满了政治关联性。例如，《黄帝内经》为十二脏腑冠以官职：心者，君主之官；肺者，相傅之官；肝者，将军之官；等等。只有这些职官和谐工作，才能维持身体健康。[②]汉代本草著作中的药物配伍是这种关联性思维的又一个例证。当身体处于紊乱状态时，为了恢复健康，就要派出相互协调的药物 / 职官。

但是，向政治看齐并不是汉代认识药物之间关系的唯一途径，另一个引人注目的方案是“七情”，它用人际互动比拟并定义药物之间的关系。《神农本草经》将七情描述如下：药物有单行者，有相须者，有相使者，有相畏者，有相恶者，有相反者，有相杀者。[③]除了第一种类型指单一药物疗法，其他六情定义了有不同效应的药物配伍，从相互促进到相互灭杀。“情”这个字值得我们注意。与上文讨论的政治组织不同，它指向人与人的关系。在先秦两汉的思想中，“情”是一个重要的概念，其在汉代学者的争论中呈现出多样的意涵。一些人认为“情”描述的是一个人需要合理控制的情感，另有一些人则认为“情”是人们为了使自我和宇宙的运转模式保持一致，而自发地对特定情况作出反应的方式。[④]“情”在《神农本草经》中另有不同的意涵：它不是指在个人层面上的情感或自发反应，而是描述人与人之间的互动。因此，“情”在

---

① Lloyd and Sivin, *Way and the Word*, 188–238.

② 《黄帝内经素问校注》，第8篇，第128—130页。

③ 《神农本草经辑注》卷1，第13—16页。

④ Puett, “Ethics of Responding Properly,” 37–68.

汉代药学著作中是一个涉及关系的概念，换言之，药物没有固定的特性，其效果会因为与之协同发挥作用的其他药物而有很大差异。

下面我们来仔细地看看这些药物关系。在《本草经集注》中，陶弘景对这些关系做了进一步解释，并列出了141种药物，指出每一种药物的七情配伍。[①]除开单行，前两种“情”，即相须与相使，指的是两种药物相互增进药力的关系。在相须的情况下，第二种物质对于药物发挥作用来说是必不可少的。陶弘景常指明这些必要的物质为火、水或酒，表明了药物炮制的重要性。至于药物相使，指第二种药可以提高第一种药的活性，尽管它对疗效来说并不是至关重要的。有时这种情况会用到两种毒药，如钩吻与半夏配伍。有时寻常物质也被用作“使”，如大豆为有大毒的草药狼毒之使。[②]陶弘景评述说，药物相须、相使，不必同类，犹如烹调时鱼、肉、葱、豉共相宣发。[③]

后四种关系——相畏、相恶、相反、相杀——指通过第二种药不同程度的抑制作用，来约束第一种药的效力。虽然《神农本草经》不鼓励在遣药组方时采用相恶、相反的配伍，因为它们会削弱药物的力量，使其失效，但是陶弘景不认为这是金科玉律。他说，即使两位将领互不喜欢，他们仍然可以联合支持同一个政权。与此相似，虽然两种药物的效力会减弱，但它们仍然可以一起惠及身体。[④]陶弘景还指出了相恶与相反之间的微妙区别。在相恶的情况下，抑制作用只是单向的——牛

① 陶弘景：《本草经集注》卷1，第93—125页。陶氏在编撰这份药物清单时，除了《神农本草经》，也参考了专门论述药物配伍的《药对》一书。

② 陶弘景：《本草经集注》卷1，第113页。

③ 陶弘景：《本草经集注》卷1，第11页。

④ 陶弘景：《本草经集注》卷1，第11页。

黄恶龙骨，[1]而龙骨得牛黄更良。陶氏用人作类比来解释这一点："彼虽恶我，我无忿心。"相较而言，相反是双向的——两个"人"互为敌人。例如，雌黄和胡粉[2]相遇后会变得"黯妒"，结果胡粉变黑，雌黄也变色。[3]说到毒药的使用，最相关的是相畏的配伍，它指的是需要第二种药来减缓但又不抵消毒药的效力。例如，陶弘景强调，无论什么时候用半夏都必须加入生姜，以抑制其毒性。[4]否则，半夏便太过危险，不能摄入。

最后，相杀指两种药物的活性都被消灭。此种配伍显然不具备治病疗疾的价值，其实际目的是用解毒剂来对抗毒药。中国传统药学除了认定毒药的医疗用途，也指出了多种类型的中毒并提供了治疗方法。事实上，陶弘景在其著作中列举了一系列解毒剂，用来治疗因动物攻击（蛇咬、蜂蜇等）或误用猛药而中毒的病例。[5]正因如此，使毒药"畏"的物质和那些能"杀"毒的物质重合，例如甘草、大豆、生姜、人参和蓝汁等。剂量很可能是让这些物质以两种方式发挥作用的关键因素。

除了剂量控制与药物配伍，中国早期的本草著作还讨论了影响药物使用的另外两个因素。首先，剂型十分重要。据《神农本草经》所述，药有宜丸者，宜散者，宜水煮者，宜酒渍者，宜膏煎者，亦有兼宜者，每种药物根据其药性选择合适的剂型。[6]一般说来，汤剂发挥药效比

① "龙骨"指动物骨头的化石，对龙骨的探讨可参看Nappi, *Monkey and the Inkpot*, 50–68；陈元朋：《"生不可得见"的"有形之物"》，第397—451页。

② "胡粉"可能指白铅粉。参见Sivin, *Chinese Alchemy*, 278。

③ 陶弘景：《本草经集注》卷1，第94页。

④ 陶弘景：《本草经集注》卷1，第11页。

⑤ 陶弘景：《本草经集注》卷1，第80—88页。

⑥ 《神农本草经辑注》卷1，第22—26页。

丸剂、散剂更快，因为前者容易被身体吸收。因此，有毒药物经常制成丸散服用，以防止对身体的打击过大。陶弘景认同这样的理念，列出了一系列他认为不宜入汤酒的药物，其中有许多是毒药。[①]

其次，药物的效果因具体的身体状况而异。陶弘景在其《本草经集注》中指出，虽然药性是决定疗愈力的基础，但医家亦应注意病人具体的身体状态。例如，他们需要考虑一个人的身体是虚或实，由此需要补或泄；[②]考虑男女老少、苦乐荣悴，还有病人的生存环境和生活方式。所有这些个体特征都可能影响药物的作用。为了支撑这一观点，陶弘景举例说，当时的名医褚澄治寡妇、尼僧的方法不同于治妻妾。在该病例中，女性的性活动改变了自己的身体，以至于需要调整疗法。[③]

## 附子的加工

许多药物在使用之前要经过不同程度的加工，早期的药学文献里出现了一个专门术语来指称这套技术：炮炙。[④]所以，我们发现在中国传统药学里有两大类药物：生药与熟药。后者包括许多毒药，它们需要一系列技术来削弱其猛力。

中国的药物加工是如何开始的？“炮炙”的词源提供了线索，这两个字的部首均为“火”，说明与加热有关。根据东汉的字书《说文解字》，“炙”指把肉放在火上，“炮”的意涵与之类似，但更具体，指炙烤

---

① 陶弘景：《本草经集注》卷1，第90—93页。

② 中国传统医学认为“虚”和“实”是两种相反的身体状态。详见Kuriyama, *Expressiveness of the Body and the Divergence of Greek and Chinese Medicine*, 217－231。

③ 陶弘景：《本草经集注》卷1，第20—21页。

④ 另一个发音相同的词语“炮制”常见于中国现代药学著作。该词语12世纪时才开始出现在文献中，然后逐渐占据上风，成为指代药材加工的术语。见郑金生：《药林外史》，第174页。

带毛的肉。[①]显而易见，两个汉字都指烹饪方法。早在成书于西周的《诗经》中，我们就能看到“炮”作为一种烧烤方法的意涵，其中一首名为《瓠叶》的诗描述了主人烤兔肉欢迎其宾客。[②]《诗经》已指出“炮”与“炙”是不同的烹饪技术：“炮”意为烤新杀的未去毛的兔子，而“炙”指的是烤切割过的尚柔软的兔肉。[③]后来，“炮”也意为烤外面裹以草、涂以泥的肉。[④]至战国时期，“炮”已成为重要的烹饪方法，可与其同音字，意为厨师的“庖”互换使用。在指称药物加工时借用这个字，暗示了古代中国烹饪与制药技术之间的紧密联系。[⑤]

药物加工的具体技术和程序是什么？“炮炙”一词表明要用到火，这是烹饪的要素，然而加热只是丰富的制药技术中的一部分。例如，《神农本草经》提及使草药干燥的两种方法：曝干与阴干。这大概是为了不同程度地保存药物中的水分。[⑥]陶弘景在《本草经集注》中更详细地解释了这些制药技术，包括切、捣、研、筛、洗、渍、煮、炙，等等。他非常关注毒药的加工，详尽地阐明应如何炮制巴豆、半夏和附子。[⑦]要驯化这些毒药，关键在于精巧的炮制技术。

要说明药物加工的重要性，附子是一个绝好的例子。在陶弘景的《本草经集注》中，附子被誉为“百药长”，有大毒，因此需要小心炮制。

---

① 许慎：《说文解字》卷10上，第208页；卷10下，第212页。

② 《毛诗正义》卷15，第1095—1099页。

③ 《毛诗正义》卷15，第1098—1099页。此诗中还有第三个字“燔”，意为烤干肉。

④ 《礼记正义》卷28，第997页。

⑤ 关于古代中国的烹饪文化，参见Sterckx, *Food, Sacrifice, and Sagehood in Early China*, 49–82。关于古代中国食物与药物的密切关系，见Lo［罗维前］，“Pleasure, Prohibition, and Pain: Food and Medicine in Traditional China,” 163–185。

⑥ 《神农本草经辑注》卷1，第16—22页。

⑦ 陶弘景：《本草经集注》卷1，第39—54页。

这味名药包括一组乌头属植物，古代文献资料对它们的称呼五花八门（附子、乌头、天雄、侧子、乌喙、堇）。由于对这些植物的描述多种多样，有时甚至相互矛盾，而且同一物名在不同文献中指称的对象并不一致，因此很难精准地将它们与现代植物学中的物种相对应。[①]一般情况下，这些名称指的是一年中不同季节采收的乌头属植物块根的不同部位。比如，乌头指的是母根，春天采收，那时侧根尚未发育，而附子是夏天生长出来的侧根。天雄则为一种特殊类型的母根，它从不生长侧根（见图2.1）。相应地，这些不同类型的附子类块根被认为有不同程度的毒性：天雄的所有药力都聚集在母根上，毒性最强，而侧生的附子毒性要弱很多。中国传统药学认为这些不同种类的附子类块根有不同的药用价值。[②]

当代中医实践里共用到50多种附子类药物，以川北产的乌头（*Aconitum carmichaelii*）为最多。[③]根据现代药理学的研究，附子类药物里主要的有毒成分是乌头碱：口服0.2毫克就足以使人中毒，出现头晕、恶心、四肢麻木的症状；3—5毫克会使人死于心血管和神经系统衰竭。但是当小剂量用药时，附子类药物中的乌头碱和其他类型的生物碱能止痛、消炎、强心。因此，使用附子类药物的关键是如何削减其毒性，但同时保存其疗愈力。[④]

展示附子类药物在早期就被用于医疗的证据来自湖南长沙马王堆出土的医方集（约公元前168年）。在这些医方包含的200多种药物

---

① 例如“堇”可能指多种植物，不限于附子类。见Obringer, *L'aconit et l'orpiment*, 94－99。

② Obringer, *L'aconit et l'orpiment*, 119－130. 关于附子在古代中国的文化史，参见韦兵：《从〈彰明县附子记〉看宋代士大夫对附子的认识》，第310—322页；余欣：《中古异相》，第189—216页。

③ Obringer, *L'aconit et l'orpiment*, 105－106, 139－143.

④ Bisset, “Arrow Poisons in China. Part II,” 247－336.

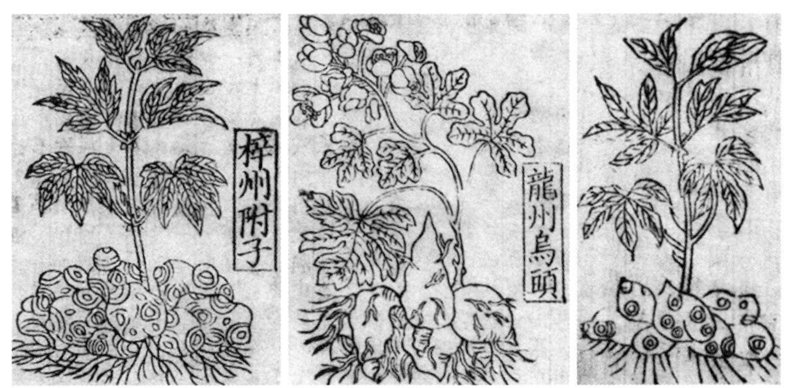


**图2.1**　三种附子类药物。这些药物图谱出自11世纪的《图经本草》，它是现存最早的带有药物插图的本草著作。图中的附子产于梓州（川北），乌头产于龙州（川北）。最右侧的药图为天雄，未标明产地。这些药图保存在《重修政和经史证类备用本草》[蒙古定宗四年（1249）平阳张存惠晦明轩刻本] 中。本图片承蒙美国国会图书馆允许使用。

里，乌头被称作"乌喙"，它是医方中第二常用的药物（21次），仅次于另一种有毒植物"桂"。[1]在大多数情况下，乌喙外用，并常与其他药物配伍，治疗金疮、痈疽、痂痒和瘙痒。内服时它可以作为补气的滋养品，提高性能力，延年益寿。也有一些医方认为服用乌喙能使人快速奔跑，显示其神力。[2]

在接下来的几个世纪里，附子类药物一直流行，其种类更加多样，医疗用途也有所变化。此类药经常出现在从武威（在今甘肃）一座古墓里出土的一组医方中，该墓可上溯至东汉早期，墓主情况不详。引人

① Harper, *Early Chinese Medical Literature*, 105."乌喙"的字面意思为"黑色的鸟嘴"，指有裂口的乌头母根，形似鸟嘴。见《本草经集注》卷5，第343页。

② Harper, *Early Chinese Medical Literature*, 226, 277, 288–289, 291, 297, 339–340, 347, 349–351, 352–353. 出土于双古堆的竹简《万物》也记载了服用乌喙"令人善趋"，"使马益走"。见阜阳汉简整理组：《阜阳汉简〈万物〉》，第38—39页。

注目的是，在36个医方包含的100种药物中，附子类药物用得最多（在16个医方中出现了18次）。马王堆的医方只用强劲的乌喙，与此不同，武威的医方主要用药力较弱的附子，暗示东汉时期人们已日益意识到该药物的威力。与之相应，在武威医方中附子常用以治疗内疾，如久咳、伤寒和痹症，而其滋补和神奇的功能消退了。虽说如此，武威汉墓中的医方偶尔也用毒性很大的天雄，来治疗男性生殖系统疾病。[①]随着医方中不断用到附子类药物，乌喙和附子也出现在公元前1世纪一本儿童字书列举的基本药物中，这说明在汉代这类植物可用来治病是一种常识。[②]当时这类药并不昂贵，和丝绸制品的价格差不多。[③]

为什么附子类药物在古代中国如此流行？《神农本草经》确立了中国传统医学药物治疗的一条基本原则，即治寒以热药，治热以寒药。[④]值得注意的是，附子类药物被看作一类热力十足的物质，主治风寒、血瘕、寒湿痿躄、膝痛等寒证。[⑤]汉代频繁使用附子类药物，说明当时的医者普遍担心体热流失导致生命枯竭。因此，这类药的热性使其具有强力驱寒以恢复身体活力的功效。

像附子这样的猛药很容易变成致命的毒物，这把我们带回到本章

---

① Yang [杨勇] and Brown, "Wuwei Medical Manuscripts," 241－301. 关于武威医简中含有附子类药物的医方，见第258—260、265、274、279、280、283—284、286、288、291—294、296—299页。

② 史游：《急就篇》卷4，第276—277页。

③ 这一估计的依据是居延汉简中的商品清单及其价格（余欣：《中古异相》，第201页）。在汉代，丝绸是一种常用的书写材料，价格并不高（见Tsien［钱存训］，*Written on Bamboo and Silk*, 130）。

④ 《神农本草经辑注》卷1，第28—30页。"寒证"和"热证"分别指那些以出现冷或热的感觉为典型症状的病理状态。当然，相反原则并非中国医学所独有，世界上很多医疗传统均以其为依据治病疗疾。见Anderson, "'Heating' and 'Cooling' Foods in Hong Kong and Taiwan," 237－268；Messer, "Hot/Cold Classifications and Balancing Actions in Mesoamerican Diet and Health," 149－167。

⑤ 《神农本草经辑注》卷4，第330—334页。其他几种热性药，包括桂、蜀椒、姜，也经常出现在汉代的医方中。见Yang and Brown, "Wuwei Medical Manuscripts," 241－301。

开头的宫廷谋杀，附子在这桩事件中扮演了重要角色。虽然附子是一种用途广泛的药物，但未经加工的块根因为毒性极大而很少使用。女医淳于衍很可能把一些生附子混到药里，这剂药本用来滋补许皇后产后的身体，却最终导致了她的夭亡。故事中一个值得注意的细节是，许皇后抱怨服“药”后感到头晕，这对我们现代读者来说是一个令人担忧的症状，但当时的医学著作往往把毒药引发的强烈感受当作其疗效的标志。①此种解释很可能增加了淳于衍声称此“药”无毒的可信度，消除了许皇后的疑虑。药与毒之间仅一线之隔，生与死之间也是如此。②

因为有毒，附子在用来治病之前必须经过细心的加工。马王堆和武威的医书已提及炮制此类药物的各种方法，包括冶、酒渍、煮、煎、炙、㕮咀，但没有提供技术细节。③为了更深入地了解这些制药技术，我们需要来看六朝时期的一部著作，其记述更详赡。该书名为《雷公炮炙论》，是中国首部探讨药物炮制的专著。其成书时间尚有争议——一些学者认为它是5世纪的著作，而另一些学者提出其成书时间应更晚一些，当在隋代或唐代。④书名提供了某种暗示，因为“雷公”可能指向两个人。该名字或许指传说中上古时代的雷公，他受教于黄帝，成为制药鼻祖。雷公作为中国药物炮制学祖师的形象贯穿了整个帝制时期。此外，这个名字也可能指一位生活在5世纪的历史人物雷敩。我们对他几乎一无所知，只知他是南朝刘宋的一名官员。他可能是根据一位叫作晏先生的丹家的教导写成此书，因为他在书中多次提及此名

---

① 我将在第七章进一步探讨该问题。

② 对于这场谋杀案的精彩研究，详见李建民：《女医杀人》，[illegible]《旅行者的史学》，第285—324页。

③ 例子见Harper, *Early Chinese Medical Literature*, 226, 237, 274, 288, [illegible] Yang and Brown, “Wuwei Medical Manuscripts,” 258, 265, 280。关于汉代的制药技术，参见郑金生：《药[illegible]》，第178—185页。

④ 尚志钧：《〈雷公炮炙论〉有关文献研究》，第139—143页。

字。[①]但是，书中讨论的一些药物，如砒霜，在六朝时期的中国不大可能出现。[②]很有可能的是，该书经过漫长的时间才成形，其核心形成于5世纪，后来在隋唐时期又增补了一些内容。

《雷公炮炙论》共三卷，载述药物总计300种。[③]该书在每个药物条目之后阐明炮制方法，并常常指导人们如何在自然界中正确地辨识该药物。以附子类药物为例，《雷公炮炙论》先区分各具独特形态的六种类型（乌头、乌喙、天雄、侧子、木鳖子、附子），然后描述加工附子的两种技术：

> 夫修事十两，于文武火中炮，令皱坼者去之，用刀刮上孕子，并去底尖，微细劈破，于屋下午地上掘一坑，可深一尺，[④]安于中一宿，至明取出，焙干用。夫欲炮者，灰火勿用杂木火，只用柳木最妙。若阴制使，即生去尖皮底了，薄切，用东流水并黑豆浸五日夜，然后漉出，于日中晒令干用。凡使，须阴制，去皮尖了，每十两，用生乌豆五两，东流水六升。[⑤]

附子可以用两种不同方法加工：炮或浸，其不同之处在于所需的

① Zheng［郑金生］et al., eds., *Dictionary of the Ben Cao Gang Mu*, vol. 3, 254, 256.

② 虽然砒霜（三氧化二砷）是明清时期最常用的毒药之一，但它从10世纪开始才出现在本草著作中。见Obringer, "Song Innovation in Pharmacotherapy," 197。

③ 《雷公炮炙论》原著早已亡佚，但部分内容保存在11世纪的药学著作《证类本草》中，使后人得以辑佚，部分恢复该书原貌。

④ "午地"可能和"遁甲"有关。"遁甲"是一种以《易经》八卦和天干地支之间的时空对应关系为基础推测吉凶祸福的体系。在这一体系中，"午"对应的是正南方向，因此"午地"可能指屋子里南面的土地。关于遁甲，参见DeWoskin, *Doctors, Diviners, and Magicians of Ancient China*, 25。

⑤ 《雷公炮炙论》卷2，第58—59页。

时间和技术的复杂程度。炮比较快（一昼夜），但需要控制好火候，并使用特别的木料（柳木），还需要懂得如何预测吉凶，以便找到一个合适的位置让附子冷却。浸耗时更长（五昼夜），但因为东流水和黑豆都不难获取，所以更容易操作。《雷公炮炙论》推荐采用后一种附子加工技术，很可能是因其相对简单。

但什么是“东流水”呢？从字面上看，它指从向东流的小溪里收集的水。这种水被认为具有净化的力量，这一观念可追溯至汉代。据《后汉书》记载，每年春，汉代官民都要到向东流的河边行洗濯祓除之礼，以去除前一年的污垢与疾病。[①]后来在六朝时期，许多炼丹术士吸收了这一观念，因为他们很重视炼制丹药之地的纯洁性。他们经常把丹房建在深山里向东流淌的溪流旁，用其水送服制好的丹药。[②]对于炼丹来说便于取水当然很重要，但我们也不能忽视其仪式意义，目的是净化炼丹场所、丹药和炼丹者的身体。东流水在附子的炮制中可能也起到类似的作用，即洗涤草药、去除杂质。这个例子很有代表性，也就是说，《雷公炮炙论》不仅详细探讨制药的物质操作过程，而且吸纳了当时盛行的仪式思维。

## 药商与药市

在中国药学的形成期，哪些人参与了药物的加工与使用？《后汉书》讲述了一个韩康卖药的故事。韩氏出身望族，常采药于名山，卖于长安的集市，30余年从不接受还价。此种奇特的行为使其出了名：一

---

① 范晔：《后汉书》卷94，第3110—3111页。

② Pregadio, *Great Clarity*, 95–96, 99.

名女子想买他的药而他拒绝改价时，该女子立刻知道了他是谁。[1]如果韩康根本不愿讨价还价，他卖药的动机是什么？

谜底在于韩康的显赫家世，这种出身使他有资格做官。汉桓帝（132—168）遣使者带上厚礼请韩康入朝为官，但他不肯，最终逃到山中，以免俗事缠身。因此，卖药成了门面，他可以以此隐藏身份，享受隐士生活。值得我们注意的是，这个故事出现在《逸民列传》中，“逸民”指那些才华横溢但对政治不感兴趣的人。除了韩康，《逸民列传》中还有两位隐士也在山中采药为生，不愿出仕。[2]换言之，采药、卖药与离经叛道的生活方式息息相关。

《后汉书》中的其他故事把卖药人描绘成拥有奇异才能的人。蓟子训年轻时卖药，百年后容颜也没有变化。[3]一位名叫段翳的医者在一场事端发生前就把膏药给其弟子，让他医治此事导致的头伤，显示其未卜先知的能力。[4]在另一个故事里，有老翁在集市上卖药时悬一葫芦于店门前，市罢即跳入葫芦中。后来，这位老翁显露了许多不可思议的神奇能力。[5]尽管这些情节看似怪诞离奇，但它们揭示了汉代和药物打交道的人的一个重要特征：他们不是一心从事药业的专家，而是拥有多种技能，包括很多奇能秘技的人。这几个故事都出现在《后汉书·方术列传》中，它生动地讲述了一群通常被称为“方士”之人的故事。所谓“方士”，是指修习各种奇法秘术——包括星象、占卜、驱邪、

---

① 范晔：《后汉书》卷83，第2770—2771页。

② 范晔：《后汉书》卷83，第2770、2777页。

③ 范晔：《后汉书》卷82，第2745—2746页。

④ 范晔：《后汉书》卷82，第2719页。

⑤ 范晔：《后汉书》卷82，第2743—2745页。

相面、炼丹和医药——的技术行家。[①]和精通经史的士人相比，这些神异人物的社会地位较低——汉代正史视其为异类，但依然充满敬畏地书写他们的技艺。药物炮制和炼丹术之间的联系尤为紧密，因为它们都涉及物质的转化。[②]有可能像韩康这样的方士，隐居山中采药并不只是为了逃避政治，也是为了炼制丹药以延年益寿。汉代的药物制备由此和一群边缘化的、掌握了神秘知识的方士联系在一起。

此种情况在六朝时期发生了变化，我们看到采药、卖药和用药的不同层面出现了越来越细的分工。陶弘景在《本草经集注》的序录中详细地介绍了炮制药物的不同方法，在这部分内容的开头，他就感慨当时许多药物都采自江南，而不是蜀地和北地这些最佳产地。这些药因为质量低劣，所以不能有效地治疗疾病。他接着说道：

> 又市人不解药性，唯尚形饰。上党人参，[③]殆不复售。华阴细辛，弃之如芥。[④]且各随市相竞，顺方切须，不能多备诸族，故往往遗漏。今之所存，二百许种耳。众医睹不识药，唯听市人，市人又不辨究，皆委采送之家。采送之家，传习治拙，

---

① “方士”的意涵有多种解释。在汉代士人眼中，有时他们就是江湖骗子，尤其是当他们想用神秘的法术讨帝王的欢心，对现有政治秩序构成威胁之时。但情况并非总是如此，汉代文献也把他们，尤其是那些没有政治野心的人，描述成有奇异才能的大师。关于方士问题，参见DeWoskin, *Doctors, Diviners, and Magicians*; Sivin, “Taoism and Science,” ch. VII, 27–30; Harper, *Early Chinese Medical Literature*, 50–54; Csikszentmihalyi, “*Fangshi*,” 406–409。

② DeWoskin, *Doctors, Diviners, and Magicians*, 17–22.

③ 上党是西北的一个郡（在今山西长治）。陶弘景认为上党郡的人参质量最好，优于朝鲜半岛的两个王国百济和高句丽出产的人参，但当时的人们却误以为后二者更好。见陶弘景：《本草经集注》卷3，第207—208页。

④ 华阴是西北的一个郡（今陕西华阴），陶弘景认为那里出产的细辛在最好之列。见陶弘景：《本草经集注》卷3，第220页。

真伪好恶莫测。[①]

在这段话中，陶弘景指出了药物流通链条中的三类人：采送之家、卖药的市人和开方的医家。对于第一类人我们了解不多，只知在陶弘景看来他们的技术并不高明。除了采药，他们可能也参与药材的加工，引文中的“治”字暗示了这一点，这个字也出现在《雷公炮炙论》中。[②]陶弘景在《本草经集注》中也用了另外一个词“药家”，他们的工作可能和采送之家重叠。陶氏对他们持批评的态度，称许多时候药物无效，是因为这些药家无能，而不是医者的错。[③]更糟糕的是，这些药材供应者有时会生产假药来赚钱。陶弘景记录了生产假药的一系列方法：用醋煮钟乳石使其变白，把细辛的根浸在水中使其变直，用蜂蜜蒸黄芪使其变甜，把酒洒在当归上使其变润，把螵蛸粘在桑枝上，[④]把蜈蚣脚染成红色。[⑤]这些例子中引人注目的是陶弘景对药材真实性的关注：药材供应者的欺骗行为连累了医者行医，他试图通过此书提供可靠的制药知识来纠正这一状况。

和《后汉书》里描述的睿智、有奇能异技并带有几分神秘色彩的卖药者不同，市人在陶弘景的著作中蒙上了负面的色彩，被形容为无能而贪婪。这些人之间的竞争反映了5世纪中国药物市场的繁荣，这驱使他们巧用手段以吸引顾客——他们在意药物的“形”，暗示这些商品

---

① 陶弘景：《本草经集注》卷1，第32—35页。

② 《雷公炮炙论》卷3，第101—102页。

③ 陶弘景：《本草经集注》卷1，第33页。

④ 在桑枝上发现的螵蛸（即螳螂卵）被认为是最好的，因为它们吸收了桑皮的津气。见《本草经集注》卷6，第430页。

⑤ 头足均为赤色的蜈蚣被认为是最好的。见陶弘景：《本草经集注》卷6，第442页。

的医疗用途不一定是他们最关心的问题。陶弘景对市人的态度是复杂的：一方面，他依赖他们获得药物知识，他曾多次指出某些药物不为人知，因为即便市人亦无识之者；[①]另一方面，他批评他们无视药物的质量，更有甚者靠卖假药牟利。[②]

此种状况在一定程度上是陶弘景所处时代政治动荡的结果，当时游牧民族建立的北朝政权和汉人建立的南朝政权相对峙，陶氏正是南朝人。漫长的政治分裂阻碍了药物流通，致使南方不得不用次品药。虽说如此，南北边境的集市仍允许有限的药物交易。此前的研究已揭示，5世纪至少存在三个这样的药市，其中两个在西部，一个在梁州（今陕西汉中），一个在益州（今四川盆地），还有一个在东海岸的小岛郁洲（在今江苏连云港）。南北双方和平共处时，贸易是合法的，但是当政治局势紧张时，走私就取代了开放贸易。[③]可以想象，陶弘景书中的市人也会去类似的交易中心，把来自远方的优质药物带给当地的顾客。

最后，位于药物流通链末端的是医家。虽然陶氏本人从未行医，但他来自一个世代为人看病的家族，他希望通过编纂《本草经集注》一书延续家族的医疗事业。[④]在此背景下，陶弘景对前两类人的批评显示在他的时代，随着药市的发展，医家们对药品质量的担忧与日俱增。这

---

① 陶弘景：《本草经集注》卷2，第132页；卷3，第253页；卷4，第311页；卷5，第358—359页；卷6，第443页。

② 陶弘景：《本草经集注》卷3，第197—198、202、242、254页；卷4，第292、320页；卷5，第372页；卷6，第430、449页。

③ 日比野丈夫：「陶弘景の本草集注に関する一考察」，第1—20頁；陈元朋：《〈本草经集注〉所载"陶注"中的知识类型、药产分布与北方药物的输入》，第184—212页。

④ 陶弘景：《本草经集注》卷1，第30页。

种担忧来源于药市的发展拉开了他们与其所开之药的源头之间的距离。陶弘景在其书中详细阐述应如何鉴别、炮制药物，试图借此厘清对医家们而言往往模糊不清的药物知识，以便他们正确辨识药物，实现预期的治疗目标。

陶弘景的忧虑得到了当时的名医徐之才（约492—572）的应和。徐之才出身望族，祖籍东海（在今山东），从4世纪至6世纪，家族八代一直行医。此异常悠久的行医传统不仅为徐氏家族带来社会声望，也为他们赢得政治资本，因此徐氏一族有多人出仕南朝和北朝朝廷。徐之才本人被任命为北齐朝廷新设的"尚药典御"，监管皇室的诊治与用药。[①]在他编纂的几部医学著作中，有一本名为《雷公药对》的专著叙述了药物配伍原则。徐之才在序录中说：

> 古之善为医者，皆自采药，审其体性所主，取其时节早晚，早则药势未成，晚则盛势已歇。今之为医，不自采药，且不委节气早晚，只共采取，用以为药。又不知冷热消息，分两多少，徒有疗病之心，永无必愈之效。

他悲叹："此实浮惑。"[②]

徐之才把当时的医者缺乏药物知识部分归咎于他们不亲自采药，这有可能是采药、卖药和用药之间的分工造成的，这一点前文已讨论

① 对徐之才与徐氏医学世家的研究，详见范家伟：《中古时期的医者与病者》，第70—91页；岩本篤志：『唐代の医薬書と敦煌文献』，第51—77頁；陈昊：《身分叙事与知识表述之间的医者之意》，第87—130页。

② 徐之才：《雷公药对》卷1，第1页。

过。医家与药物源头的距离拉大不利于他们行医；由于对采药时间一无所知，他们错失了关于药力的关键信息。然而，徐之才并不是建议其读者退回到从前的日子。鉴于在徐之才的时代药物种类大量增加，炮制技术日趋复杂，医家已不可能掌控药物流通链的所有环节。为了应对这一新的挑战，他制定了一套制药、用药的标准，以指导医家们的实践。作为一名朝廷医官，他写这部书可能是政府应对当时混乱的药物使用的一种策略。或者，考虑到他的家庭背景，他建立这些制药指南也有可能与陶弘景的努力相似，是为了帮助徐氏一族的行医事业。无论其动机为何，显而易见，在5—6世纪的中国，医家越来越担心他们逐渐远离了采制药物的活动以及相关的治疗知识。因此，陶、徐著作的出现，彰显了当时的医家为了消除混乱、提高疗效而整理和规范医药知识的努力。

## 小结

从中国传统药学创立之始，制药和用药的技术在转化药物，尤其是有毒药物中就必不可少。这些药物的功能并非固定不变；它们是具有高度可塑性的物质，其效果随着剂量的调整、与其他药物的相互作用和炮制方法的不同而发生很大变化。其他因素，诸如剂型、药材采收的地点和时间、每个病人特定的体质等，也很重要。这些多样的技术是药物物质性的关键面向，它们构成了古代中国制药实践的核心特征：医家们敏锐地意识到，任何一种药物的效果都会因药物炮制和使用方法的不同而改变。技术干预对于开发附子等毒药的医疗用途尤其重要，其关键在于能在减轻其毒性的同时又保留它们的疗愈力。

中国传统药学中药物的这种流动的物质性，和现代生物医学中

"活性成分"或"有效成分"的概念形成了鲜明的对比。现代生物医学认为，从一种物质中分离出来的特定化学成分决定其疗效。这一观念发端于19世纪的欧洲，已成为现代药物学中药物开发的黄金标准。[①]但是，在中国药物史的早期，人们不认为药物包含这样一个纯粹的、不变的物质核心；决定疗效的是药物的具体语境——它和其他药物的相互作用，它的炮制，它作用于特定身体的模式。在这点上，哲学家吉尔·德勒兹（Gilles Deleuze）和菲利克斯·加塔利（Félix Guattari）提出的"药物集合"（drug assemblage）概念是有启发性的。他们在讨论精神类药物的功能时，质疑将这些物质还原为确定分子的观点，提出药物通过和流动的身体的相互作用，可以产生多样的效果，以数种方式改变一个人。[②]与此相类似，我们也不能把中国传统药学中的任何一种药看作独立、自足的实体，而应将之视为在一个集合里发挥作用之物，在这个集合中它的行为总是和其他事物息息相关（relational）。

将这种对于药物物质性的理解付诸实践发生在制药者的构成出现显著变化的汉代至六朝。在汉代，方士介入了与药物打交道的方方面面，这是一群不拘一格的高人异士，拥有隐秘的知识和神奇的力量。他们虽然偶尔会应朝廷之召提供其技能，但大都游离于社会边缘，过着隐士的生活。在5—6世纪，随着药物种类的扩增，我们看到制药活动日益专业化，采药和卖药从医疗实践的用药中分离了出来。与此同时，与政治生活关系密切的士族医家积极撰写医书，书中经常流露出他们对这一新情况的关注。在此时期，关于如何辨识、采收和炮制药物的指南

---

① Weatherall, "Drug Therapies," 915–938.

② Deleuze and Guattari, *Thousand Plateaus*, 282–286. 对于"药物集合"概念及其在当代西方药物文化中的意义的精彩研究，见Fuenzalida, "Pharmakontologies"。

剧增，表明了他们为规范制药知识，提高疗效所做的努力。由此，他们也为自己赢得了社会和政治声望。

此外，5—6世纪中国药学图景的变化在一定程度上是政治形势的结果，当时对立的南北政权阻碍了药物流通，致使假药在南方泛滥。6世纪末之后，统一的隋唐帝国推动药物知识在全国范围内的生产和传播，情况开始为之一变。不像之前的几个世纪，医学著作由关注医药的有才能的个人编撰，隋代和初唐时期，国家不断涉足医学，成立新的医学机构、制定律法、编撰新的本草书以监管药物的制备和使用。在此新时期，毒药使用的治疗逻辑和政治统治产生了共鸣，并引发了强烈的社会震荡。

# 第二部分

# 知识、权威和实践

# 第三章　以毒攻毒

必有形之物，可以毒药中之。

——《搜神后记》[①]

妖由人兴，杀其人可以绝矣。

——《隋书》[②]

一部编撰于5世纪至6世纪之间的鬼神故事集讲述了这样一则异事：豫州刺史许永的弟弟得病，心腹疼痛十余年。一天晚上，许永听到屏风后有个鬼对他弟弟腹中的鬼说："还不赶快把他杀死。不然，李子豫会路过此地，用红色的药丸击打你，你就必死无疑了。"腹中鬼回答说："我不怕。"次日清晨，名医李子豫果然来了。他还没进门，许永的弟弟

① 《搜神后记》卷6，第47页。

② 魏徵等：《隋书》卷79，第1791页。

就听到自己腹中有呻吟声。看过病人后，李子豫说许永弟弟得的是“鬼病”，接着从药箱里拿出一种名叫“八毒赤丸子”的药让病人服下。不一会儿，许永的弟弟腹中如雷鸣，数次排出许多东西，之后就痊愈了。[①]

这个故事暗示了病因学和治疗之间的密切关系。医者李子豫将许永弟弟的疾病归因于躲在他体内的鬼，为了驱除这个恶鬼，他开了一剂猛药，给了恶鬼致命一击。用有毒药物对付疾病的逻辑和当时人们理解疾病的方式有关，换而言之，古人的病因观为我们理解其大量使用毒药治病提供了重要线索。

中古中国存在着多种病因观，其中鬼神致病说相当流行。这一观念在秦汉之际已经出现，六朝时期疫病频发，它在当时蓬勃发展的道教运动中又有了新的表现形式。中国现存首部病因学专著《诸病源候论》也广泛讨论了鬼神致病说。这部得到隋朝廷支持的论著讨论了60多种疾病，其中，有一系列疾病是由鬼神引起的，大都症状严重。《诸病源候论》还述及一类与此相关而又不同的“蛊毒病”，是一种通过操纵毒虫而引发的严重疾病。所有这些疾病的共同特征是它们都是由具象之物——鬼神和虫——引发，它们或从体外或从体内攻击患者。毒药提供了一个强有力的办法来攻击和摧毁这些顽固而独立存在的致病之物。

这一理念不局限于医学思想，还有更广阔的政治意涵。鬼神引起的疾病通常被认为具有传染性，会导致大规模的疫病，引发社会震荡。这迫使国家迅速采取行动，阻止这样的灾难发生。而且，无处不在又捉摸不定的蛊毒，因其隐秘性以及严重的后果，对政治秩序造成极大的威胁。

① 《搜神后记》卷6，第42—43页。

隋朝出现了几种新的蛊毒，在宫廷内外引发了强烈的焦虑。猛烈的政治反应由此产生，要求严惩以女性为主的施蛊者，把她们驱逐至帝国边缘。我们看到，以毒为药的医学理念对国家的治理产生深远的影响。

## 鬼神、传染和疫病

用毒药治病的原则已见于《神农本草经》，该书的序录提出用不同类型的药物医治不同类别的疾病。例如，“治寒以热药，治热以寒药，饮食不消以吐下药”。重要的是，书中还指出用毒药治疗两种特定的疾病：鬼疰和蛊毒。[①]这些疾病是什么？我们如何理解用毒药治疗这些疾病的逻辑？

我们可以从鬼疰入手，在《神农本草经》中，这是一类惹人瞩目的疾病——该书推荐了20多种药来治疗此类病。对“鬼疰/注”一词有必要做一些解释。“鬼”是一个多义字，在中国的早期文献中一般指各式各样、或善或恶的神灵。“鬼”常常指死者的灵魂，或赐福、保佑人类的神灵。它还可以指动物（狗、蛇、狐狸等）或无生命之物（山峦、河流、树木等）的神灵。[②]然而，医学文本中的“鬼”几乎总是带有负面意涵，不是指缠着活人不放的不安分的亡魂，就是指侵害身体的各种来路的妖魔鬼怪。简言之，“鬼”被认为是能诱发灾难性疾病的邪恶力量。

如果说“鬼”揭示了病因，那么“疰/注”则描述了鬼神致病的方式。东汉的《说文解字》指出，“注，灌也”。[③]据此基本意涵，3世纪的

---

① 《神农本草经辑注》卷1，第28—30页。

② Poo［蒲慕州］，“The Concept of Ghost in Ancient Chinese Religion,” 173-191.

③ 许慎：《说文解字》卷11上，第233页。

词典《释名》释“注病”为“一人死，一人复得，气相灌注也”，[①]暗示这一疾病具有传染性。然而不同于现代的传染概念，只有患者死后此病才能传给其他人，说明尸体才是污染源。[②]解释这一机制的关键是“气”：死者的身体散发出毒气，这种毒气注入健康的身体，使其病倒。

考察完两个单字的意思后，“鬼疰/注”的意涵也清楚了：它指由鬼神引起的一系列传染病，症状多样且严重。根据4世纪葛洪的医学著作《肘后备急方》所述，鬼疰会引发36种至99种症状，包括忽冷忽热、小便滴沥不尽、恍惚沉默、不知何处患病、周身不适。累年积月，病人失去活力，最终死亡。死后疾病又传给旁人，有时甚至满门死绝。葛洪劝道，一旦出现诸如此类的症状，就必须立刻采取行动。简言之，鬼疰是一种需要迅速治疗的危急病症。[③]

鬼疰的病因从何而来？中国很早就已有鬼怪的攻击会使人生病的观念，在汉以前，一些急性的、偶然发生的和与人类的罪责无关的疾病常被认为是鬼神所致。有时，这些疾病表现出传染的症状，虽然“注”的观念还没有产生。[④]东汉时期，此种情况发生了变化，鬼病开始和具有危险传染性的尸体联系在一起。值得注意的是，汉墓中出现了一种新的随葬书写，显示出对于传染的担忧。这种带有命令口气的书写名

① 刘熙：《释名》卷4，第855页下。

② Li Jianmin, “Contagion and Its Consequences,” 201–222.

③ 《补辑肘后方》卷1，第24—26页。早先有些学者试图把鬼疰和现代生物医学中的某种疾病相对应，例如，认为它就是肺结核（余岩：《古代疾病名候疏义》，第223页；范行准：《中国病史新义》，第96—99页）。较近，一些学者已改变做法，不再把此病塞入现代的疾病类别中分析，而是视其为古代中国文化结构的一部分（Sivin, *Chinese Alchemy*, 297; Li Jianmin, “They Shall Expel Demons,” 1132–1147）。我采用后一组学者的方法来探索鬼疰在其自身文化背景之下的丰富多变的意涵。司马蕾（Hilary Smith）对于中国医学自身框架下的脚气病做了典范性的史学研究，详见Smith, *Forgotten Disease*。

④ Harper, “Chinese Demonography of the Third Century B.C.,” 459–498.

为“镇墓文”，目的是召唤天神来帮助压制尸体散发的毒气，保护死者家人。有启发意义的是，这种书写方式出现时，适逢东汉末年一连串的疫病肆虐，疫病导致大批人口死亡，应对这些灾难的丧葬仪式因此而发展起来，主持这类仪式的很可能是巫师和某些方士。①

随着汉末道教的兴起，鬼病的概念再次发生变化。2世纪西南地区发展起来的“天师道”，把治病救人作为吸引信徒的有效方式。在他们的病因观中，鬼神可以导致多种疾病。②与之前的观念不同，信道者经常把鬼神的攻击理解成个人道德沦丧的不幸后果。例如，天师开辟了名为“静室”的仪式空间，病人要先在静室里认罪悔过，然后才能向神灵祈求治疗。③疾病也可能代代相传：祖先的过错会影响后代的身体，使其易惹灾殃。在另一种情况下，亡魂可以向冥界法庭提出“冢讼”，要求公道，这通常导致以生病的方式来惩罚被告在世的子孙后代。④因此，在天师道眼中，疾病不仅仅是一个生理概念，它还和个人的道德行为紧密交织，并对数代人产生影响。

六朝的道教运动也步其后尘，开始将疫病归咎于鬼神。5世纪的道教著作《太上洞渊神咒经》用生动的细节描绘了一个末世景象。⑤在一个道德混乱的时代，成群结队的妖魔鬼怪用无数的疾病折磨人类世界。有大雷鬼领八万小鬼，行三十六种病；有三千九万忧简鬼，行赤

---

① 对镇墓文中的“注”的详细研究，见陈昊：《疾之成殇》，第181—220页；陈亮：《东汉镇墓文所见道巫关系的再思考》，第44—71页。

② Strickmann, *Chinese Magical Medicine*, 58-88; Mollier, “Visions of Evil,” 74-100；林富士：《中国中古时期的宗教与医疗》，第29—84页。

③ 吉川忠夫：「静室考」，第125—162頁；Kleeman, *Celestial Masters*, 222-228。

④ Nickerson, “Great Petition for Sepulchral Plaints,” 230-274.

⑤ HY 335。对于该道教文本的研究，见Mollier, *Une apocalypse taoïste du Vᵉ siècle*；李丰楙：《〈道藏〉所收早期道书的瘟疫观》，第417—454页。

肿病；有十二万赤目鬼，行吐痢病。[①]甚至有一赤鼻大鬼名为“附子”，身长九尺，三面一目。该名字和有毒植物附子（第二章已讨论）暗合，暗示毒药和鬼病之间具有密切关系。[②]这部道经明白无误地点出许多鬼神的名字，因为在早期的道教仪式中，呼唤鬼的名字被认为是驱鬼的有效方式。事实上，整部经都是用咒语来消灭鬼怪，其中常常包括呼喊鬼怪的名字。

5世纪以降的医学著作出现了与早期道教医疗中所见的类似的鬼神致病说，但是把重点转向了鬼神的侵害与身体状况的联系。[③]《诸病源候论》进一步阐述了这一问题。该书出现在隋朝，该朝的建立结束了西晋以来长达260余年的政治分裂。在新的政治气候下，隋朝廷成立医学机构，组织人员编修几部重要医著，为之后若干世纪里政府的医事管理奠定了基础。

由巢元方奉敕主持编纂的《诸病源候论》就是这样的著作。我们对巢氏所知不多，只知其曾在太医署中任太医令。太医署是隋朝建立的新机构，设医、按摩和咒禁三科，目的是培养为朝廷官员提供医疗服务的专业人员。虽然缺乏直接的证据，但是巢元方可能与按摩科有密切联系，因其在著作中广泛探讨了按摩导引的技术。[④]

《诸病源候论》共50卷，涉及67类疾病。对于每一类疾病，巢元方

---

① HY 335，卷9，第1页上。

② HY 335，卷8，第2页下；卷11，第9页上。另一个有力的例子是女青，根据本草书所述，这是一种鸡矢藤属有毒植物，可以杀死恶鬼，避免疫病。它也出现在4世纪一部道经《女青鬼律》（HY 790）的标题中，揭示出毒药与鬼神之间的紧密关系。见Strickmann, *Chinese Magical Medicine*, 80–88。

③ 陶弘景在《本草经集注》中简要评述了这一病因模式，见陶弘景：《本草经集注》，第15—18页；Li, Jianmin, “They Shall Expel Demons,” 1146–1147。

④ 李林甫等：《唐六典》卷14，第410页。

首先综述其病因与症候，然后再分项解释疾病亚型及各自的症候。他总共识别辨出1739种病候，这是古代中国对病因与症候最全面的叙述之一。该书还推荐了慢性和非传染性疾病的治疗方法，主要是以“导引”的形式，即一套包括拉伸、调息、叩齿、吞津和冥想在内的身体技术。[①]相比之下，药物疗法则很少在书中出现。这在一定程度上是因为导引术在隋朝廷非常流行，隋炀帝大力推行此法，把它提升到了前所未有的高度。[②]

那么巢元方如何解释鬼疰？它出现在“注病”中，这一类病包括各有其症候的33种亚型。对于“鬼注”这种亚型，巢元方解释如下：

> 注之言住也，言其连滞停住也。人有先无他病，忽被鬼排击，当时或心腹刺痛，或闷绝倒地，如中恶之类。其得差之后，余气不歇，停住积久，有时发动，连滞停住，乃至于死。死后注易傍人，故谓之鬼注。[③]

在这段话中，“注”的两个不同意涵值得注意。第一个是“注易傍人”，和3世纪的《释名》对该字的解释遥相呼应，前面我们已作过讨论。第二个意涵是首次出现在巢氏著作中的，即住在体内，表明此种疾病是潜伏的，随时准备折磨患者。[④]如果说鬼神最初的“排击”表现出疾病的突发与猛烈，那么这些鬼神留在身体内的挥之不去的“气”，就

---

① Despeux, “Gymnastics,” 223-261; Kohn, *Chinese Healing Exercises*; 丁光迪：《诸病源候论养生方导引法研究》。

② Yang, “Prescribing ‘Guiding and Pulling.’ ”

③ 《诸病源候论校注》卷24，第696—697页。

④ 这种解释的依据是汉字“注”与“住”是同音字。

对生命构成了随时存在的威胁。在巢元方眼中，鬼疰是一种顽症，初期治疗的成功并不能保证将其根除。

鬼疰的症状和“中恶”相像，后者指一个人精神不足时突然被鬼气击倒。中恶是一种急性病：病人突然病倒，出现心腹刺痛、闷乱欲死的严重症状。假如病人没有死于最初的袭击，鬼气便会驻留在体内，转变成“注”病。①虽然鬼疰和中恶是相似且相关的疾病，但二者之间也有微妙而重要的区别：前者被归咎于鬼神本身，而后者是由鬼神之气引起。事实上，对于“气”的论述是巢氏病因说最显著的特色，但是此种以气为中心的解释并非由这位隋代医家首创——我们在汉代医书《黄帝内经》中已看到对此充分的探讨。②巢著的新意在于他努力把鬼神致病说纳入这一古老的理论框架，由此将鬼神的侵害与身体状况联系起来。他特别关注体虚的问题，认为失去活力的身体容易被鬼神攻击而病倒。早期的道教著作经常把疾病解释为道德沦丧的后果，而巢元方则将疾病的产生直接归因于身体的虚弱。

总体看来，对鬼疰的认识在巢著中展现出几个显著变化：对其病因的理解从鬼神转向了鬼神之气，特别指明体虚者的易感性以及强调此病的顽固性。得此病后会出现严重的急性症状，通常会使人死亡并具传染性。但是，巢元方并没有提供治疗这类顽疾的方法。这很可能是因为他认为书中主要的治疗方法，即按摩导引，对于治疗轻微、慢性和非传染性疾病很有效，但是对急性、危及生命的疾病，此法作用有限。③

---

① 《诸病源候论校注》卷23，第669—670页。

② Unschuld, *Huang Di nei jing su wen*, 149 – 167.

③ Yang, “Prescribing ‘Guiding and Pulling,’ ” 301 – 314.

7世纪的其他医家，如孙思邈，提出了以用药为主的治疗鬼疰的方法。在《备急千金要方》的"飞尸鬼疰"篇中，他列出了45个药方来治疗各种类型的鬼病。①这些药方在用药的数量上有很大差异，从单方到含有50种药物的复方不等。它们的一个共同特点是经常使用毒药，例如，其中的"太乙备急散"包含9种药物，有8种为毒药。②此药名暗示，这味药是用来治疗急性病的。孙思邈指出，如果病在头，病人服完药后会出鼻血，病在膈上会呕吐，病在膈下会腹泻，病在四肢会出汗。这些治疗效果表明这味猛药能有力地净化身体，以血、汗水和排泄物的形式将毒排出。有时，这些被排出的毒物会以更具象的形式出现。孙思邈提及一个包含45种药物的药方，名为"金牙散"，声称病人服下这剂毒药后，虫子会随着大小便排出。猛药将恶毒的动物赶出身体。③

最后，鬼疰和疫病之间有密切关系。这里"疫病"指能感染大量人口、造成灾难性后果的传染病。事实上，疫病是帝制中国的一类主要疾病，其历史可以追溯至先秦两汉时代。④尤其是在动荡的3世纪，汉王朝覆没之际，战争、饥馑和一波又一波的瘟疫使人口大幅度下降。这一时期道教运动的兴起与其对仪式性治疗的重视有很大关系，此类治疗为当时在黑暗现实中的人们提供了一线希望。⑤药物疗法也常被用来

---

① 《备急千金要方校释》卷17，第612—620页。

② 《备急千金要方校释》卷17，第615页。"太乙"是道教中的一个神的名字，详见Andersen, "Taiyi," 956-959。

③ 《备急千金要方校释》卷17，第614—615页。"金牙"是一种矿物药，金色，大小如象棋棋子（《本草经集注》卷2，第179页），被列于该药方45种药物之首。

④ Kuriyama, "Epidemics, Weather, and Contagion," 3-22；张志斌：《中国古代疫病流行年表》。

⑤ 林富士：《中国中古时期的宗教与医疗》，第29—85页。

抗击疫病。孙思邈《备急千金要方》记述了一个故事，169年，南阳（在今河南）疫病暴发，死者无数。有位从蜀地青城山路过的书生目睹惨状后，拿出一种药丸给患者服用，这种药丸有力地赶跑了疫鬼。根据孙思邈的记载，药丸中含有几种有毒矿物药和草药，它不仅能以口服的方式治疗患者，还能以熏烧的方式保护人们免遭鬼神的侵害。毒药是驱除恶鬼的有力武器。①

在中国历史上，6世纪是又一个疫病肆虐的时期。除了南北政权之间战争频仍，另一个可能导致疾病激增的原因是6世纪前期气候的突然变化，它造成了一段时间内的极寒天气，摧毁了庄稼，从而导致大规模的饥荒。②无怪乎值此时期，道教著作中充满了妖魔鬼怪，它们常常描绘这样一种末世景象：一群恶魔从天而降，在人间传播疾病，致使大批人口死亡。这些著作规劝人们，诵经念咒等虔诚的言行是获得救赎的唯一途径。③其中一些方法被吸收进国家的医学机构中，例如，隋朝太医署所设三科中的咒禁科就借助佛道仪式对付疫病。④受到隋朝廷支持的《诸病源候论》对各种传染病也作了大量探讨。⑤政府机构对疫病的应对，以及医学著作对此类疾病病因的详尽阐述，为如何防治传染病提供了理论依据和实践指导，这将在未来数百年里产生深远影响。⑥

---

① 《备急千金要方校释》卷9，第340页。

② Barrett, "Climate Change and Religious Response," 139–156.

③ Mollier, *Une apocalypse taoïste du V$^{e}$ siècle*.

④ 李林甫等：《唐六典》卷14，第334—335页。

⑤ 除了我重点分析的"鬼疰"，其他主要的传染病包括"疫疠""时气""温病"和"伤寒"。对于巢氏著作中这些疾病的深入研究，详见张嘉凤：《"疾疫"与"相染"》，第157—199页。

⑥ 对于明清医学著作中疫病的探讨，详见Hanson, *Speaking of Epidemics in Chinese Medicine*。

## 蛊毒

根据《神农本草经》所载，毒药也用来医治另一种疾病："蛊毒"。"蛊"的意涵很复杂，且随着时间的推移发生变化。"蛊"字已出现在商代甲骨文中，描绘了一两个虫状生物被放置在器皿里，指的是出现在骨头、牙齿等身体特定部位的疾病。这些早期的象形文字已暗示了蛊与毒之间的联系：把毒虫放入可能是装食物的容器中，会对人造成严重伤害。[①]

先秦的文献资料进一步阐明了"蛊"的意涵。《左传》中有一个具有启发性的故事：晋平公患病求医，秦景公派遣医和为其医治，但医和说晋侯的病已不可治，因为他沉迷女色，结果得了类似于蛊的疾病。后来，大臣赵孟问医和何谓蛊，医和答道："淫溺惑乱之所生也。"并且指出谷物久积则变为飞虫，也叫蛊。此外，他还依据《易经》"蛊"卦卦象解释说："女惑男，风落山，谓之蛊。"赵孟对医和的回答很满意，给予厚礼送他回秦国。[②]

很明显，医和把蛊与女性的诱惑相连。这位富有洞察力的医者认为，蛊的产生是因为放纵无度，是在警告晋侯不应该沉湎于女色，否则会危及生命。在与晋侯的对话中，他用"六气"的框架详细解释了这一疾病，指出不节制的行为会导致身体功能失调。他认为，"惑"疾的产生是因为晦夜之时近女色过度，由此生出内热并转化为惑蛊之疾。[③]

---

① 白川静:「媚蠱関係字説」, 第458—476頁; Obringer, *L'aconit et l'orpiment*, 226–228。

② 《春秋左传正义》卷41，第1343—1344页。对于该故事的详细研究，见Brown, *Art of Medicine in Early China*, 21–40。

③ 《春秋左传正义》卷41，第1340—1343页。

为了进一步阐明蛊与女性之间的关系，医和援用以六十四卦预测吉凶祸福的《易经》作为证据。“蛊”卦☶☴的上半部分为艮☶，卦象是刚或山；下半部是巽☴，卦象为柔或风。[1]因此，他把“蛊”卦解读为女性（柔顺的人）诱惑男性（阳刚的人），或风吹落山上的树木，后者暗指一种具有破坏性的女性力量摧折了挺拔的事物，即男性的权威。[2]此外，医和也把蛊理解为谷物变为飞虫，鉴于在古代中国风和虫子之间关系密切，这可能是指在风的吹动下谷物里长出了虫子。[3]更明显的则是蛊中所蕴含的转化观念——它能千变万化，而且神秘莫测，难以捕捉。蛊的这个概念在后来的文献中和鬼怪邪祟联系在一起。

在“蛊”的各种意涵中，和虫的关联最显著，时间也最久。汉代的《说文解字》解释说，“有足谓之虫”，而与其相关的“蛊”字则释为“腹中虫也”，表明有动物在伤害身体。[4]在不同语境下，“虫”既可是动物的通称，又可指能爬行的生物，譬如昆虫和蠕虫；[5]而“蛊”通常指某些邪恶而有破坏性之物，它们不是从外部攻击身体，就是从内部伤身。六朝时期，“蛊”和大大小小的动物的联系变得更加明显。例如，在《搜神记》中，“蛊”被描述为变化多端的鬼怪，它们或变为狗猪，或变为虫蛇，

---

① 《周易正义》卷3，第108—111页；Xing［邢文］，“Hexagram Gu，” 20–21。

② 在公元前4世纪的一个占卜文本中，我们也能看到在古代中国“蛊”与女性的诱惑之间的关系。见Cook，“Fatal Case of *Gu*蠱 Poisoning in Fourth-Century BC China?，” 123–149。我们应该注意，《左传》中的这段话是医和对“蛊”的解释，并非《易经》所云。相反，《易经》认为“蛊”是吉卦，卜得“蛊”卦，“利涉大川”。

③ “风”和“虫”的字源相关——繁体字“風”包含了一个“虫”字。汉代《说文解字》对“風”的解释是“风动虫生”。见许慎：《说文解字》卷13下，第284页。

④ 许慎：《说文解字》卷13下，第284页。

⑤ Fèvre，“Drôles de bestioles，” 57–65；刘宝玲：《以虫为象》。

然后偷偷摸摸地接近人类，发起攻击，将其杀害。[①]在另一些故事里，“蛊”指被人恶意操纵的毒虫。《搜神后记》记述了这样一个故事：剡县（在今浙江）有一户人家养蛊，客人吃了他们家的食物，无不吐血而死。有个道人来到后，主人端上有毒的食物，道人念了一句咒语，结果就有两只一尺多长的大蜈蚣从盘中爬出。道人饱食而去，毫发未损。[②]蛊毒在这个故事里涉及操纵危险的虫子，让它们腐化食物。因而在此情况下，通过仪式将它们清除后就解除了诅咒。

蛊的威胁也引起了医家的注意。[③]在《诸病源候论》中，巢元方用一整卷的篇幅探讨由蛊引起的各种疾病，这是中古中国对于这一致命毒物最详尽的阐述之一。对于蛊，巢氏定义如下：

> 凡蛊毒有数种，皆是变惑之气。人有故造作之，多取虫蛇之类，以器皿盛贮，任其自相啖食，唯有一物独在者，即谓之为蛊。便能变惑，随逐酒食，为人患祸。患祸于他，则蛊主吉利，所以不羁之徒而畜事之。又有飞蛊，去来无由，渐状如鬼气者，得之卒重。凡中蛊病，多趋于死。以其毒害势甚，故云蛊毒。[④]

巢元方的表述很清楚地把蛊毒和毒虫相缩结，但并不是蛊虫和受害者身体的直接接触造成伤害，疾病、厄运乃至死亡是由蛊虫散发的恶

① 《新校搜神记》卷12，第95—96页。

② 《搜神后记》卷2，第12—13页。

③ 对此范家伟曾作简要概括，见范家伟：《汉唐间之蛊毒》，第1—23页。

④ 《诸病源候论校注》卷25，第716—717页。

气导致的，这凸显了蛊毒的捉摸不定和反复无常：它能从远处作恶，变化多端，“无由”害人。巢氏还特别指出了蛊的两个基本特点。第一，善变。这一点在隋以前文本关于蛊的叙述中已清晰可见，它被想象为能变成各种鬼怪动物。巢元方对蛊的描述的不同之处在于，他用无形的气替换了具象的生物，这和其著作中以气为中心的解释框架相一致。第二，能惑。如前所论，蛊的这个意涵和先秦文献中提及的女性的魅惑力有关。蛊和女性的联系在巢氏的叙述中并不明显，但显而易见的是，蛊源自其操作者的不良意图。因为每一种蛊毒背后总有一个恶毒的想法，所以抗击蛊毒不仅关涉个人身体，也涉及通过消灭下蛊者来恢复社会秩序。

按照巢元方的说法，蛊毒引起的疾病主要分为两种类型，它们都能产生严重的症状。第一种属于慢性病，很可能是有人故意操控蛊虫的结果，属于这一类型的有四种蛊毒，即蛇蛊、蜥蜴蛊、蛤蟆蛊和蜣螂蛊。[①]这些蛊造成的疾病常常持续数年，如果不治疗病人就会死亡。有意思的是，这四种蛊毒每一种都因一种虫而得名。巢元方经常用这些虫名来描述体内的致病之物，它们会起劲地吞噬脏腑，例如，那些中了蜣螂蛊的人会吐出像蜣螂一样的东西。因为制蛊需要用到毒虫，这些虫子自然成了想象中的病源。

第二种类型是“飞蛊”，它们不依附于蛊主，而是游荡于自然界。飞蛊造成的疾病通常是急性的，而且会危及生命。唐初的笔记《朝野佥载》描述道，江河山岭间有一种飞蛊，人是看不见的，但能听到它发出鸟鸣般啾啾唧唧之声。中飞蛊者会腹泻、便血，十日之内必死。[②]显

① 《诸病源候论校注》卷25，第717—718页。

② 张鷟：《朝野佥载》卷6，第158页。

而易见，这是一种急性病。尽管症状不同，但这两种类型的蛊毒病都是因毒虫而起，它们不是让人突然病倒，就是慢慢地损伤身体的重要器官。

中蛊毒后如何医治？孙思邈在其《备急千金要方》中提供了20个药方，其中大多数都用有毒药物清除毒虫。所用药物在很大程度上和那些驱鬼的药物重合，如雄黄、巴豆、附子和蜈蚣。孙思邈注意到，服用过这些猛药之后，病人的身体会经历一个剧烈的吐泻过程，排出蠕虫、蛇和昆虫之类的东西。因此，这些药方的有效性体现在其能为身体祛毒。①

此外也有更简单的疗法。例如，为了治疗猫鬼蛊和野道蛊（详见下一节的讨论），孙思邈建议把一种碰巧死于阴历五月五日的赤蛇烧成焦灰，用清晨初汲的井水服下。②疗法中特别指明的日期很重要，因为它被认为是一个至阳的日子，毒药的力量在此日最强。蛇的朱红色也象征着“阳”的火热力量。这天获得的蛇是最毒的，能转变成一剂猛药，对付体内同样有毒的虫子。③

唐代本草书中也可以看到这种本着以毒攻毒原则的治疗逻辑，8世纪陈藏器编撰的《本草拾遗》中就有一个活生生的例子。④在该书所收的700多种药物中，有一种“蛊虫”能用来治蛊毒。具体而言，可以收集从病人七窍爬出来的蛊虫，晒干，把它们烧成黑灰，服食少许便能治愈蛊毒。此外，文中还提供了一套连环式的治疗方法：治蛇蛊用蜈蚣蛊

---

① 孙思邈：《孙真人千金方》卷25，第420—425页。

② 孙思邈：《孙真人千金方》卷26，第451页。

③ 关于毒与“阳”的热力之间的联系，参见Obringer, *L'aconit et l'orpiment*, 244；Li, Jianmin, “They Shall Expel Demons,” 1120－1122。

④ Unschuld, *Medicine in China*, 50－52.

虫，治蜈蚣蛊用蛤蟆蛊虫，治蛤蟆蛊又用蛇蛊虫，其理由是“亦是其类，自相伏耳”。根据这一逻辑，蛊虫既是致病之毒又是治病之药。[①]

## 巫蛊

蛊是下毒的手段，通常涉及毒虫的操控与食物的污染，但这不是古代中国想象和操作蛊毒的唯一方式。在汉以来的许多文献中，蛊也和巫术联系在一起。“巫蛊”一词频频出现，它指加害于人的各种黑巫术。[②]西汉时期的“巫蛊之祸”是学者经常提及的历史事件：汉武帝的宠臣江充指控太子刘据用木偶人行巫蛊之术，诅咒武帝生病。受到诬告的太子一怒之下诛杀了江充，并起兵反抗。随后朝廷里发生了一场血腥冲突，导致死者数万，最终太子兵败自杀。[③]这件事成为汉代历史的转折点，致使政治权力重组，尊崇儒家思想的朝廷官员的势力显著增强。虽然江充的指控毫无根据，但巫蛊代表了对现有秩序的威胁，引发了社会焦虑和政治冲突。[④]

汉以后的文献更生动地描述了巫蛊。隋代曾经出现一种名为“猫鬼”的蛊，对当时的宫廷政治产生了深远的影响。让我们先来看一看6世纪末隋文帝统治时期发生的一件事。朝中大臣独孤陀“好左道”，[⑤]早先其岳母事猫鬼，将此种巫术带到了独孤家。之后，独孤皇

---

① 《〈本草拾遗〉辑释》卷6，第242—243页。

② 关于对“蛊”的这个面向的开创性研究，详见de Groot, *Religious System of China*, 826-869；Feng and Shryock, “Black Magic in China Known as *Ku*,” 1-30。

③ 班固：《汉书》卷63，第2742—2745页。

④ Loewe, “Case of Witchcraft in 91 B.C.,” 159-196；蒲慕州：《巫蛊之祸的政治意义》，第511—538页；Cai［蔡亮］, *Witchcraft and the Rise of the First Confucian Empire*。

⑤ 对“左道”的专门研究，见von Glahn, *Sinister Way*。

后和大将军杨素的妻子都生病了，召医者诊视后，他们都说是“猫鬼疾”。考虑到独孤陀的特殊地位——他是独孤皇后的异母弟，其妻杨氏为杨素的异母妹——隋文帝私底下问他是否涉入此事，但独孤陀矢口否认。隋文帝心存疑虑，同时对他不愿合作也很不高兴，于是派几名官员调查此案。

最后这几位官员发现独孤家有个叫徐阿尼的婢女，她来自独孤陀的岳母家。据徐阿尼供称，她常事猫鬼，能召猫鬼杀人，将死者家中的财物偷偷地转移到畜猫鬼者家中。她进一步供认，早些时候独孤陀让她施咒，令猫鬼去独孤皇后和杨素妻家中夺取其钱物，她照做了。听完其供述后，一名官员让她唤回猫鬼。午夜时分，徐阿尼置香粥一盆，用汤匙扣而呼道：“猫女可来，无住宫中！”不一会儿，徐阿尼脸色铁青，一副被人牵曳的样子，她说猫鬼已回。隋文帝得知调查结果后，重罚了独孤陀夫妇。[①]

这段关于猫鬼的记载在很大程度上揭示了它和隋朝政治生活的纠缠。我们先从这种巫术本身谈起吧。正如徐阿尼所言，猫鬼蛊涉及一个召鬼的秘密仪式，召来的猫鬼会让远处的人得病，并窃取他们的财物。蛊与鬼之间的联系并不令人惊讶，因为我们已在巢元方的著作中看到这一点，但该故事的奇异之处在于鬼以猫的形式出现。那么我们如何理解猫与蛊的关系呢？在《诸病源候论》中，巢元方解释说，猫鬼是“老狸野物之精”，会变为鬼而依附于人。[②]恶人畜事猫鬼害人，犹如

---

① 魏徵等：《隋书》卷79，第1790—1791页。类似的记载也见于李延寿：《北史》卷61，第2172—2173页。先前对于该事件的研究，详见卢向前：《武则天“畏猫说”与隋室“猫鬼之狱”》，第81—94页；李荣华：《隋代“巫蛊之术”新探》，第78—81页；Doran, “Cat Demon, Gender, and Religious Practice,” 689-707。

② 关于“狸”即是一种野猫的看法，参见Barrett, *Religious Affiliations of the Chinese Cat*, 16-17, 25-27。

事蛊害人。中猫鬼蛊的症状是心腹刺痛，猫鬼食人脏腑，最后病人吐血或便血而死。[①]

巢氏对猫鬼的描述展示了蛊的易变性，尤其是动物和鬼之间的转变。值得注意的是，在古代中国，二者之间没有明确的界限。在中国早期的文献中，动物往往神通广大，可以千变万化，很难与现代生物学定义的动物相对应。[②]鉴于凶猛有毒的虎、蛇等动物给冒险进入荒野的古人造成的危险，动物与鬼神的紧密联系并不令人惊讶。蛊是这类想象的典型例子——荒郊野外动物的游魂随时可以变成妖魔鬼怪，一旦这些鬼怪被邪恶之人操纵，将其变成蛊，就会对他人造成致命伤害。

然而，猫在此种特殊的蛊中的显著地位仍需解释。至少在10世纪之前的中文文献中，对野猫的描绘以负面为主。虽然自六朝时期猫从印度传入中国以来，家猫就因为能捕鼠的实用性而为人重视，但野猫通常被认为是狡猾、难以捉摸和不吉利的动物，而且常常拥有神秘的力量。[③]对猫的畏惧渗透到社会的最高层。655年，武则天下令禁止宫中养猫，因为被她囚禁的萧淑妃发誓：让武则天变成鼠，自己化作猫，生生扼其喉，以报复她不公正的迫害。虽然没有直接的证据显示在这一事件中有猫鬼的出现，但此事凸显了当时人们对恶猫的焦虑，它们会破坏甚至颠覆政治秩序。[④]

这一点把我们带回到独孤陀的故事。这一戏剧性事件的政治意义

---

① 《诸病源候论校注》卷25，第724页。

② 伊藤清司：『中国の神獣・悪鬼たち』；Sterckx, *Animal and the Daemon in Early China*。

③ Barrett, *Religious Affiliations of the Chinese Cat*, 1–40; Barrett and Strange, "Walking by Itself," 84–98.

④ 刘昫等：《旧唐书》卷51，第2170页。对于此事件的详细研究，见卢向前：《武则天"畏猫说"与隋室"猫鬼之狱"》，第81—94页；付婷：《武则天"畏猫说"再探——兼论唐代"猫"的形象》，第96—109页。

是什么？为什么独孤陀想要加害独孤皇后？表面上的原因是他缺钱花，但从他在朝廷的地位来看这是不太可能的。之前的研究提出了另一种可能性：因为独孤陀嫉妒其身为皇后的异母姐，所以才想出这个阴险的计划。早年，由于独孤陀的母亲生了六个儿子，独孤陀这一支在父亲去世之后声名显赫。相比之下，他的异母姐独孤伽罗因为是其母唯一的孩子而鲜为人知。但独孤伽罗于581年成为皇后之后情况发生了逆转，她家族这一支的地位突然提高，这一点可能引起了独孤陀对其现已声势显赫的异母姐的怨恨。类似的家庭成员之间的龃龉可能也是杨素妻被加害的原因，因为杨素是独孤陀之妻的异母兄，也是朝中权臣，独孤陀之妻有可能出于嫉妒用黑巫术诅咒其对手。①

但也有可能独孤陀夫妇是无辜的，整个指控是他们的政敌为了中伤并摧毁他们而策划的阴谋，嫌疑人是太子杨广的亲信、野心勃勃的大将军杨素。《隋书》载，杨广的弟弟蜀王杨秀是皇位的有力竞争者，杨素和杨广合谋诬陷他操纵巫蛊，致使他被废黜。这个不择手段的将军甚至可能参与谋杀隋文帝，以便让急不可耐的杨广登上皇位。②考虑到杨素耍过这样的阴谋诡计，他策划这起猫鬼案来诋毁和铲除独孤氏也不足为奇。

猫鬼案之谜也许永远无法解开，但我们知道朝廷对其反应相当迅速和激烈。一开始，隋文帝下令赐死独孤陀夫妇，但在独孤陀之弟的求情下免他一死，将其贬为庶民，令其妻杨氏出家为尼。他还下令流放独孤陀的岳母，因有人控告她遣猫鬼杀死数人。此外，隋文帝于598年下

---

① 魏徵等：《隋书》卷79，第1789—1790页。卢向前：《武则天“畏猫说”与隋室“猫鬼之狱”》，第87—88页；Doran, “Cat Demon, Gender, and Religious Practice,” 692–693。

② 魏徵等：《隋书》卷48，第1287—1288页。

诏，将被指控畜猫鬼的家庭流放到帝国的边远地区。[①]

对猫鬼巫术的这种强硬的政治反应产生了滚雪球效应，在之后的20年里对国家造成剧烈冲击。7世纪的笔记《朝野佥载》有如下描述：

> 隋大业之季，猫鬼事起，家养老猫为厌魅，颇有神灵，递相诬告，京都及郡县被诛戮者数千余家，蜀王秀皆坐之。隋室既亡，其事亦寝矣。[②]

正如变幻莫测、来去倏忽的蛊毒，猫鬼巫术在中国历史上昙花一现，和短命的隋王朝的兴衰暗合。虽然对此巫术的大面积打压不会是隋朝灭亡的唯一原因，但鉴于这些诬告事件引发了激烈的宫廷斗争，动摇了隋帝国的根基，它可谓在这个过程中发挥了至关重要的作用。

隋灭亡后，国家对猫鬼巫术和其他蛊术的压制没有停止，之后的唐朝政府制定了严苛的律法惩治施蛊术者。根据《唐律》（653）的条文，畜猫鬼或那些教他人猫鬼之术者应处以绞刑；一家内若有人施此巫术，即便家里其他人不知情也全家流放，地方官员知而不纠者也流放。[③]唐承袭隋的模式，也采取严厉措施清除施巫蛊者，以便维护政治秩序。

在政府这样的镇压下，被指控的巫者流落到国家的边远地区——在隋唐时期主要指江南地区，这里温暖潮湿，多山川和江河湖泊，尚巫成风，气候、地理环境和风俗与北方大相径庭。在出身北方的隋唐统治

① 魏徵等：《隋书》卷2，第43页。除了“猫鬼”，此诏令也驱逐被指控行蛊毒、厌魅、野道这三种黑巫术的家庭。对于这些巫术的详细研究，见von Glahn, *Sinister Way*; Mollier, *Buddhism and Taoism Face to Face*, 55–99；李建民：《旅行者的史学》，第251—284页。

② 张鷟：《朝野佥载》卷1，第26页。

③ 《唐律疏议笺解》卷18，第1299—1300页；陈登武：《从人间世到幽冥界》，第196—214页。

者眼中，南方是神秘、危险的蛮荒之地，遍地虫蛇与野人。[①]

毒与热之间的联系可以上溯至汉代，但随着对巫蛊盛行于南方的叙述变多，这个关联在7世纪又发展出新的面向。据《隋书》记载，长江以南有十个郡畜蛊之风盛行，尤以宜春（在今江西）最甚。[②]巫蛊在南方的传播部分是因为施蛊者被朝廷驱逐到那里，这一点刚才已讨论。和巫蛊的神秘性、多变性非常吻合的是当时北人对南方的想象：那是一个奇怪而危险的地方，蛇虫遍地，成为制蛊的绝佳资源。蛊成为遥远、陌生、不羁的南方的完美象征，也是政府难以治理这个地区的重要原因。[③]

独孤事件中一个引人注目的面向是女性的介入。虽然该故事的核心人物独孤陀是一名男性官员，但他的周围是一群社会背景各异的女性，包括其妻杨氏，她——或者说史书这样告诉我们——和丈夫合谋使用巫蛊害人；两名受害者，即独孤皇后与杨素之妻；独孤陀的岳母，据说她把猫鬼带到了独孤家；最重要的是婢女徐阿尼，她供认自己用了猫鬼巫术。徐阿尼这个人物尤其值得我们注意，因为故事中的其他女性和皇室有千丝万缕的联系，身份高贵，而她只是一名婢女，被独孤陀的岳母带到了独孤家。阿尼不是一个正式的名字——或许她根本没有名字——而不过是对仆人的一种称呼。另外，她在召回猫鬼的咒语中把猫称为"猫女"，这种口语化的叫法显露了她的低微出身。[④]声称猫鬼回来后，她的脸色发生变化，并无法控制自己的身体，仿佛在被外力

---

① Schafer, *Vermilion Bird*.

② 魏徵等：《隋书》卷31，第886—887页。

③ 关于蛊和南方的联系，参见范家伟：《六朝隋唐医学之传承与整合》，第148—153页；于赓哲：《唐代疾病、医疗史初探》，第180—193页。

④ 这一观点来自Barrett and Strange, "Walking by Itself," 87。

拖曳，这一系列身体反应表明她已被鬼附身。所有这些描述都暗示，她是一个用仪式操纵猫鬼的巫女。

在中国，女性与巫术的联系可以上溯至汉代乃至更早。女性的身体被认为更容易受外界影响，故而更容易通灵，因此我们看到古代女性参与各式各样的巫术操作。她们通过附身把自己的身体交给某位神灵，充当神力和施巫对象之间的关键媒介。她们行使仪式，在仪式上念咒、吐口水、起舞，目的或者是求取福祉，如通过请神上身治病疗疾，或者像独孤事件那样通过操纵妖鬼诅咒受害者。她们通常出身社会下层，被形容为无知无能甚至有危险性。从汉至唐社会精英不遗余力地诋毁她们，这说明她们是其有力的竞争对手和在社会上颇受欢迎的群体。因为她们出身卑微——其中大多数可能目不识丁——我们对她们的生活知之甚少。尽管如此，偶尔她们也会从文献中浮出，例如本节所讨论的故事生动地刻画了婢女徐阿尼，让我们难得地一窥她们的活动。①

## 小结

今天大家熟知的一个成语贴切地概括了中古中国使用毒药的逻辑：以毒攻毒。虽然该说法最早出现在13世纪的文献中，但它所传达的理念可追溯到更早。②成语中的第一个“毒”指有毒药物，第二个

---

① 中国历史上关于巫者的文献十分丰富。具有代表性的研究参见Harper, *Early Chinese Medical Literature*, 173－183；Lin［林富士］, “Image and Status of Shamans in Ancient China,” 397－458；Sivin, *Health Care in Eleventh-Century China*, 93－128；Hinrichs, *Shamans, Witchcraft, and Quarantine*。

② 该成语最早出现在宋代文人周密（1232—1298）的《云烟过眼录》中。书中描述了一种名叫“骨咄犀”的外来品，作者认为其实就是蛇角。它的毒性极强，但也能解毒，作者推断其中的逻辑就是“以毒攻毒”。见Weitz, *Zhou Mi's "Record of Clouds and Mist Passing before One's Eyes,"* 82, 312。在此感谢范家伟提醒我注意这条史料。关于该理念形成与佛教的关系，见陈明：《中古医疗与外来文化》，第440页。

"毒"特指中毒或泛指疾病。"攻"则有两层意涵。首先，它表达了治疗的猛烈性。因为疾病之顽固，医者必须使用强劲的药物才能根除它。其次，它暗示药物可以抓住并摧毁特定和具象的目标，用毒药治病的逻辑由此和一种认识疾病的特定方式联系在一起。换言之，医者开出毒药作为强有力的武器来消灭顽疾——它们通常以鬼神或蛊虫的具体形象出现。这些邪恶之物不是从外部攻击身体，便是从内部将其摧毁，从而导致严重的症状，引发致命的疫病。因此，毒药被用来攻击这些有毒之物，并将它们从体内清除出去。[①]

病因学研究的学术成果为我们认识中国医学中的鬼神与蛊虫提供了有价值的启发。之前西方医学史对于疾病理解的研究提出两种病因模式：本体论的模式，它把疾病视为一种侵害健康人的实体；生理学的模式，它把疾病视为偏离了身体的正常状态。[②]在中国传统医学中我们也能看到类似的两种模式：本体论的思路把疾病想象成存在于身体特定部位的具象之物，而功能论认为疾病是"气"在体内的流动出现问题，或者是身体与宇宙之间的不协调所致。[③]功能论的模式，以《黄帝内经》为典范，强调和谐与平衡在维护身体健康方面的重要性。因为根据这一模式，疾病是身体失衡的结果，所以可以通过把身体重新调整到正常状态来治愈它。相比之下，"以

---

① 我们在西方的顺势疗法中可以看到类似的逻辑。该疗法由德国医生塞缪尔·哈内曼（Samuel Hahnemann, 1755—1843）创立，它基于"相似原则"，即用稀释到微量的病原体来治疗它引起的疾病。虽然顺势疗法的基本原理与中国的以毒攻毒相似，但二者也有很大不同：后者不涉及药物的极度稀释，而前者无关乎清除身体里的毒物。见Jonas, Kaptchuk, and Linde, "Critical Overview of Homeopathy," 393–399。

② Temkin, "Scientific Approach to Disease," 629–647; Rosenberg, *Explaining Epidemics and Other Studies in the History of Medicine*, 293–304.

③ Unschuld, "Traditional Chinese Medicine," 1023–1029; Hinrichs, "Catchy Epidemic," 19–62.

毒攻毒”突出了中古中国疾病想象中的本体论模式。在此模式下，疾病以具象的形式侵害身体，不是体现为自然界中游荡的鬼神，就是以阴险之人制备的蛊虫呈现出来。它们无法与身体和谐相处，只能被驱除或毁灭。[①]

此外，毒药的医疗用途及其潜在的病因学原理在中古中国具有深远的政治影响。汉以降的医学著作经常描述一种对应体系，这个体系强调个体、国家与宇宙之间的相互感应。该体系关注和谐与平衡，呈现出一个既有活力，又反映了社会稳定的理想身体。但是，隋唐时期的巫蛊成风展现了一幅异样的图景。神秘莫测的蛊术在朝野引起了极大的焦虑，为国家采取强硬的政治行动提供了正当理由。正如医者用猛烈的毒药清除病体里的邪恶力量，国家制定严厉的政策驱逐以女性为主体的施蛊者，以便维持社会肌体的健康。这一过程在唐以后仍持续不休，结果那些被指控施行巫蛊者日益被推向帝国的边缘，先是被逐至南方，之后进而被赶到西南地区。明清时期，巫蛊也和少数族群，尤其是苗民联系在一起。[②]尽管施蛊者在历史上不断遭受迫害，但她们从未被彻底根除——时至今日，我们仍能读到关于其活动的民族志记录。[③]她们躲藏在遥远的角落，潜伏在帝国的边缘，始终威胁着现有的政治秩序。

---

① 这两种病因模式并非截然不同，它们在中国传统医学中经常相互关联并发展变化。例如，巢元方在其《诸病源候论》中将鬼神的概念和“气”融合在一起。换言之，他用鬼神之气来解释各种疾病，这种思想使他将本体论的病因观与汉代医学典籍所阐述之身体的生理机能联系在一起。对于这两种模式之纠缠的详细分析，见 Liu, “Words, Demons, and Illness,” 1－29。

② Diamond, “Miao and Poison,” 1－25；于赓哲：《唐代疾病、医疗史初探》，第105—119页；Hinrichs, *Shamans, Witchcraft, and Quarantine*。

③ 邓启耀：《中国巫蛊考察》；王明珂：《女人、不洁与村寨认同》，第699—738页；王明珂：《毒药猫理论》。

短命的隋朝为唐所取代，这个强大的开放性帝国继承了隋政府在医事管理方面的一些制度和法律措施，同时又对其大加拓展与改进。引人注目的是，初唐时期药物学蓬勃发展；7世纪，朝廷建立了新的医学机构，扩展了土贡制度，并支持编撰权威本草书，用以收集药物，规范用药的知识。这类知识产生于政治中心，然后迅速传播到整个唐帝国，并在地方上展现出一些有意思的变化。

# 第四章　药物的流通

于是上禀神规，下询众议，普颁天下，营求药物。

——《新修本草》[①]

657年，士大夫苏敬上书唐高宗，称此前陶弘景所撰本草，“事多舛谬，请加删补”。高宗以为然，下诏召集20余名官员，委以编修新本草书的重任。在接下来的两年里，他们征集各个郡县所出药物，在此基础上修正之前的药物知识，更新对药物的描绘并添加药图。659年初，这部55卷的官修本草书撰成，呈送高宗。高宗很满意，诏令藏于秘府。[②]

这部名为《新修本草》的著作在中国药学史上意义重大，因为它是中国首部政府支持纂修的本草书。该书出现于唐前期，正是

① 苏敬等:《新修本草》卷1，第12页。

② 王溥:《唐会要》卷82，第1522—1523页。

一个广袤的帝国建立之时，政治稳定，经济繁荣，文化兴盛。[①]在此时期，国家积极发展医学，建立新的医学机构、扩展土贡制度、编撰权威医学文本。《新修本草》即是国家致力于医事管理的缩影，该书首次在全国范围内调查药物，以便将药学知识标准化，指导医学实践。

在此新的政治环境下，毒药在国家和医药实践的交汇处占据了显著位置。鉴于它们在治疗中的重要作用，唐朝廷通过土贡制度从全国各地收集了一批毒药。同时，朝廷也试图把《新修本草》中识别和使用这些药物知识标准化，以防止它们在实际操作中被误用。由于制药活动的日益专业化，这种忧虑早在5—6世纪已清楚地呈现（见第二章）。使用毒药从来就不是一件轻松的事情，不管用药者无意或有意，它们潜在的危险性一直对国家秩序造成威胁。为此，国家制定专门的律法来规范毒药的使用，防止它们落入坏人之手。

唐中央政府在制度、律法和编修本草书的诸多方面试图将药物知识标准化，并规范医疗活动，那么地方的情况如何呢？考虑到7世纪和8世纪前期唐帝国疆域辽阔，延伸至遥远的南方和中亚，在医药实践上会因为气候、地理、可利用的资源和风俗的不同而存在很大的差异。帝国中心生产的药物知识迅速传播到全国各地，甚至海外，展示了国家的强大力量。然而，这样的知识一旦到达地方，不可避免地会在实地情况和当地人具体需求的影响下发生转变。

---

① 安禄山叛乱使唐王朝由盛转衰。755年，安禄山在北方起兵反唐，战争持续了七年，给唐帝国造成了极大的破坏。虽然叛乱最终于763年被扑灭，但中央的权力随后被削弱和分散。见Hansen, *Open Empire*, 201－234。

## 唐朝廷的医药管理

中国的医事制度有悠久的历史。十三经中的《周礼》已经提出，食医、疾医、疡医和兽医是王室管理机构必要的组成部分。东汉时期这一愿景在一定程度上得以实现，宫廷设太医令监管诊治，药丞、方丞负责皇室和朝臣的用药。此外，汉代统治者还通过征召制在全国范围内物色高明的医者。因为渴望长生不老，汉代许多统治者热衷于征召那些号称掌握了奇技秘术的人。这些术士获得皇帝的信任后，经常在中央政府担任职务，因此，医学是这些人提高社会声望和实现政治抱负的一种手段。①

六朝时期的医事制度持续了这样的模式。在此时期，世袭医学兴起，这是一种在世家大族内部传承医学的传统，尤其是在南方出现了一些很有影响力的医家，其中许多人受到皇帝的青睐，在朝为官。但是，这些任命大都与医学无关，很可能是因为当时的政府医疗机构仍然有限。②这种情况在隋唐时期发生了变化，国家大幅度改造和扩大医疗机构，以系统性地选拔、培训各类医者。

据《唐六典》记载，唐中央政府设立了三个医疗机构。第一个是太医署，这个有341人的庞大组织旨在为朝廷官员提供医疗服务，并培训其下四个科的专业人员，即医师、针师、按摩师和咒禁师。医科最大，又进一步分为体疗、疮肿、少小、耳目口齿、角法五个分科。各科学生的学习时间从两年至七年不等，通过考试后即可行医。③

---

① 范晔：《后汉书》卷116，第3592页；Brown, "'Medicine' in Early China," 459-472。

② 陈昊：《身分叙事与知识表述之间的医者之意》，第87—130页。

③ 李林甫等：《唐六典》卷14，第409页；宫下三郎：『隋唐時代の医療』，第259—288頁；任育才：《唐代的医疗组织与医学教育》，第449—473页；Needham, *Science and Civilisation in China*, vol. 6, pt. VI, *Medicine*, 98-105。

第二个机构是尚药局，掌皇室医药之事。此机构可追溯至5世纪末的北魏，其主要职责是为皇帝尝药，以确保药物质量。[①]唐朝廷将尚药局扩充为多部门的机构，内有84人，包括奉御、书吏、司医、按摩师、咒禁师、合口脂匠、主药和药童等一系列专业人员。[②]最后一群人值得我们关注，因为主药、药童这些药工占尚药局人员的一半，总计42人，掌"刮、削、捣、筛"，受尚药奉御的监督。尚药奉御辨药物之五味、三性、七情，按照本草书的指导合和御药，然后进献给皇帝服用。[③]

唐代创设的第三个医疗机构是药藏局，职掌皇太子的用药。药藏局的结构与尚药局相似，但规模较小，和皇权的等级制相符。[④]

皇室用药的管理相当重要，其中，安全性又最为关键。为了确保质量，药物的合和要受到尚药奉御和尚药局以外官员的严密监察。药制成后，医佐以上的尚药局高级官员先尝，然后封印并写上药方，方后注明制药的年、月、日，并署上监药者的名字。进药之日，尚药奉御先尝，其次他的上司殿中监尝，再次皇太子尝，最后进入皇帝的口中。很难想象还有比这更严格的预防药物中毒的制度。[⑤]

鉴于唐皇室在制药和用药上都万分小心，我们可以猜测进御的一些药物可能是很猛烈的。虽然《唐六典》没有明说，但我们能在一份新发现的法律文书中找到证据，该文书保存了8世纪唐代一些有关御药

---

① 岩本篤志:『唐代の医薬書と敦煌文献』，第60—69頁。

② 唐朝皇帝经常将口脂赐予官员，后者用口脂保护皮肤，改善气色。见范家伟:《大医精诚》，第125—129页。

③ 李林甫等:《唐六典》卷11，第324—325页。

④ 李林甫等:《唐六典》卷26，第667页。

⑤ 李林甫等:《唐六典》卷11，第324—325页。

管理的法令，[①]其中的《医疾令》包含了35条关于管理中央和地方政府医学教育与实践的法令，[②]内中一条指明了如何进药：

> 诸在内诸门及患坊，应进汤药，但兼有毒药者，并对门司合进。不得进生药。[③]

这段话规定了为政府官员提供医疗服务的太医署人员的职责，他们也要照顾“患坊”里的病人，此种“患坊”是收治患病宫女之处。[④]通常情况下他们配制的是汤药，大概是能很快对身体产生作用的温和药物。但是进献的药物中也有毒药——可能是做成药丸，这样它们能缓慢释放药力——因此需要仔细检查，可能还要由“门司”尝一尝，以确保安全。[⑤]此监察制度比皇室的那一套简单，但在涉及毒药时尤为必要。此外，条文规定不允许进献生药，可能是出于安全性的考量。这一警告也解释了尚药局为何有大量精于药物制

① 此文书保存在16世纪建立的私人藏书楼，即宁波的天一阁。这份文书曾被认为撰于明代，但1998年有学者发现它是湮没已久的宋代法律典籍《天圣令》(1029)的一部分。重要的是，这部文书包含了近500条可上溯至8世纪的唐代法令，很多条文不见于其他现存唐代文献。见戴建国：《天一阁藏明抄本〈官品令〉考》，第71—86页。

② 程锦：《唐医疾令复原研究》，第552—580页。

③ 程锦：《唐医疾令复原研究》，第146、579页。

④ 我认为此处的“患坊”是“宫人患坊”的简称。患坊建于长安和洛阳，为得了重病的宫女提供医疗服务。它有自己的药库，并接受太医署所派遣人员的服务。见欧阳修等：《新唐书》卷48，第1244—1245页；石野智大：「唐代両京の宮人患坊」，第25—35页。唐政府在8世纪初还建立了一种不同类型的机构“悲田养病坊”，也简称“病坊”，这是国家设在佛寺里的慈善机构，为孤老、残障和贫困者提供食宿和基本的照拂。见王溥：《唐会要》卷49，第862—863页；刘淑芬：《慈悲清净》，第41—54页。

⑤ 门司是唐宫廷防卫体系的一部分，负责检查出入宫廷的财物器用。见李林甫等：《唐六典》卷25，第640页。

备的药工。

如果配药出错会怎样？惩罚措施是很严厉的。根据中国现存最早、最完整的法典《唐律》所载，合和御药有误即为“大不敬”之罪，这是十大重罪之一。具体来说，如果剂量多少不按医方，封题时标注药之冷热缓急有误，医者当绞。刑罚还会波及监察药物配制的官员，如果被发现渎职，他们会被判流放边远之地。此外，如果对药方中所用药材的熬、削、洗、渍不精，合药者会被判徒刑一年。[①]类似的律令也适用于供职于皇室之外的医者，但处罚较轻。如果医者合药或题疏药名有误，导致病人丧生，判徒刑两年半。[②]简言之，唐政府制定了一套严格的律法来规范朝野的医疗实践。

除了制定规则以防止医疗事故，唐代的法律体系也涉及对故意用毒杀人的处罚。鉴于毒药在唐代医疗实践中无处不在，这类犯罪频繁发生并不令人惊讶。有学者曾经从史料中查出唐代60多起下毒案，说明诸如此类的事件在当时相当盛行。[③]相应地，《唐律》中有一条“以毒药药人”的法令：

> 诸以毒药药人及卖者，绞；谓堪以杀人者。虽毒药，可以疗病，买者将毒人，卖者不知情，不坐。即卖买而未用者，流二千里。[④]

此法令的关键之处在于它指出了卖者的意图，他们只有在和买者

① 《唐律疏议笺解》卷9，第740—744页。

② 《唐律疏议笺解》卷26，第1795—1798页。

③ 霍斌：《“毒”与中古社会》，第127—149页。

④ 《唐律疏议笺解》卷18，第1304—1311页。

勾结时才会受到惩罚。这暗示这些卖者也会出于合法的目的，即治病，而提供毒药。我们在本草著作中所看到的，药与毒之间的紧密关系在唐代的法典中也有所体现。在此，定义何为毒药的不是物质本身，而是它所用之目的。

除此以外，该条文之后的疏议明确指出四种常用来杀人之毒药：鸩毒、冶葛、乌头和附子，[①]它们在本草书中都被认为有大毒，有特定的医疗用途。但是它们潜在的危险性没有逃过国家的注意，可能出自《医疾令》的一条法令规定，私人家庭不得拥有鸩毒和冶葛。这一法令表明，唐政府在控制大毒之物的获取，防止它们落入不法之徒的手里。[②]

## 唐皇室的药材征收

唐政府成立新的医学机构，制定法典以规范医事，这一切都仰赖于一个为朝廷征集最佳药材的药物供应制度。这一目标通过两种机制来实现。第一是在京师种植草药。《唐六典》载，太医署在京师置药园一所栽种草药，并配备两名药园师和八名药园生管理药园。[③]《医疾令》进一步指出，为此目的，两京[④]各择良田三顷作为药园。药园生的年龄在16岁至20岁之间，他们在药园师的指导下学习本草，以识别和种植各种草药。如果两京附近就有这样的野生草药，太医署会派人收采。如果没有，太医署就令草药所出州县进送种子。所有草药一旦移植成

① 《唐律疏议笺解》卷18，第1304页。

② 程锦：《唐医疾令复原研究》，第139、573页。由于缺乏唐代其他文献的印证，该法令的时间并未确定。此条没有列出乌头或附子，大概是因为它们比其他两种毒药更常被用作药物（见第二章）。

③ 李林甫等：《唐六典》卷14，第392、409—410页。

④ “两京”指京师长安和东都洛阳。

功并经进一步的评估，即被纳入药库，供常规使用。药园生学成后，可升任药园师。[①]

药园在北方的京畿地区种植容易生长的草药，为太医署提供各种药材。之后太医署对药材进行加工，将其用于朝廷医事。移植草药的做法显然节约了成本，也免去了在帝国辽阔的土地上千里迢迢运输药材的麻烦。因为有时新鲜药物更佳，附近有个药园自有方便之处。

然而，在两地种草药的策略毕竟有局限性。不是所有植物都能适应两京的土壤与气候，即便能，其药性和那些土生土长的也不一定相同。这也是中国的本草书指明品质最佳的药材应在何处采收的原因。而且，这些本草书不仅包含植物药，还有矿物药和动物药。后两类药物更难甚至不可能在两京获得，因此不得不从原产地征收。

在唐代，这一需求通过药物征收的第二种机制，即土贡制度来满足，这是一个朝廷从地方州县获取天然物产或手工制品的网络。土贡的理念可以上溯至先秦时代：《尚书》描述禹从九州征收物品为"贡"，这成为有效治理的象征。[②]付诸实践的土贡制度大致始于汉代，及至唐代更加庞大复杂。在五花八门的贡品中，药物占据了显著地位。具体而言，唐朝廷通过两个渠道来获致州县出产的药物。第一个渠道旨在为负责照拂朝中官员之健康的太医署征集药物，为此，朝廷在每州任命"采药师"若干名，由他们根据本草书中指定的产地采收药物。为了方便运输，如果药材的重量超过一百斤（约68千克），朝廷会分配一头

---

① 程锦：《唐医疾令复原研究》，第145—146、579页。

② 《尚书正义》卷6，第158—205页。

毛驴将药材运到京城。有必要时，朝廷也会从地方市场购买药物，但通过这种方式获得的药物量相对较少。[①]

第二个渠道涵盖的范围较窄，即只为皇室收集药物。这是土贡制度的一部分，该制度不仅满足了皇室的物质需求，也象征着地方对中央权威的服从。不同于为太医署征集药物之法，唐朝廷指定州县的某些贡户纳贡，其身份往往世袭。然后朝廷在每州委派一名“朝集使”采买这些物品，岁末送至朝廷大张旗鼓地展示。[②]从9世纪初的政书《通典》中的一项规定来看，这些贡品的数量应该不多，在州郡不超过五十匹绢的价格，以免地方负担过重。[③]根据历史学者黄正建的计算，和税收相比，土贡在国家收入中只占很小的一部分，这表明它们在唐朝经济中的作用微不足道。话虽如此，贡品并非仅为皇权的象征，药物类的贡品，由于它们在京师供应有限，因此很实用。[④]

唐代的一些文献罗列了这些贡品及其出产地，[⑤]其中以《通典》的记述最为详尽。书中系统列出在8世纪中叶朝廷征收的贡品，并指明其来处与数量，为我们提供了一幅帝国征收地方物产的具体画面。[⑥]《通典》总共列出264种贡品，包括纺织品（61）；席子和器具

① 程锦：《唐医疾令复原研究》，第145—146、579页；欧阳修等：《新唐书》卷48，第1244—1245页。对唐前期的药物及其产地的详尽记载，见孙思邈：《千金翼方》卷1，第5—6页；对此的相关研究见于赓哲：《唐代疾病、医疗史初探》，第92—104页。

② 李林甫等：《唐六典》卷3，第79页。

③ 杜佑：《通典》卷6，第112页。

④ 黄正建：《试论唐代前期皇帝消费的某些侧面》，第173—211页。

⑤ 对这些文献资料的考察，参见王永兴：《唐代土贡资料系年》，第59、60—65页。早期的研究侧重于这些贡品的象征意义（日比野丈夫：「新唐書地理志の土貢について」，第83—99頁），而较近的研究则强调它们的实际用途（余欣：《中古异相》，第267—293页）。

⑥ 杜佑：《通典》卷6，第112—131页。根据王永兴的研究，这些贡品征收于742年与755年之间，见王永兴：《唐代土贡资料系年》，第62—63页。

（18）；蜡烛、镜子、扇、瓷器、银、宠物等杂七杂八的物品（34）；食物（28）；以及最大的一类即药物（123）。①药物差不多占所有土贡品的一半，这个事实说明它们对皇家至关重要。全国287个州，有118个州进献药物（见图4.1）。具体而言，这些州分布在八个区：京师地区（第一区）、以山东半岛为主的东部地区（第二区）、以川蜀为主的西南地区（第三区）、中部地区（第四区）、江南地区（第五区）和帝国边缘的三个区（岭南的第六区、东北的第七区和西北的第八区）。在这八个区中，西南地区（第三区）尤其值得关注，特别是那些位于青藏高原东缘的州县，密集地出产可供进献的各类药物。这很可能是因为这一地区多崇山峻岭，气候又潮湿，由此成为理想的药材生长之地。②

有几种药物在贡品清单上占据重要地位，其中最常出现的是麝香——朝廷从26个州，主要是西南诸州（第三区），征收了457颗。麝香是麝的香腺分泌物，香气浓郁，其价值不仅是作为药物来医治温疟、解蛊毒、去三虫，而且可以作为一种辟邪物质驱除鬼气、辟噩梦。后一种用途可能是皇室需要大量麝香的原因。③其他受欢迎的药物还有来自中部和岭南地区共11个州（第四区和第六区）的石斛，西南六州（第三区）的当归，京师地区和东北共五个州（第一区和第七区）的人参。有意思的是，当时人们相信这些药物都有滋养身体的作用，经常服用能补五脏，安精神，轻身延年，使妇人多子。很可能是这些药物的滋

---

① 黄正建：《试论唐代前期皇帝消费的某些侧面》，第176—188页。我的计数和黄正建略有不同，部分原因在于古代中国常常难以明确区分药物和食物这两类东西。

② 严奇岩：《从唐代贡品药材看四川地道药材》，第76—81页。

③ 苏敬等：《新修本草》卷15，第363—365页。

补作用使它们成为皇室喜欢征收的贡品。①

除了补药，唐代统治者也征收毒药。总计16种这类药物（8种植物药、2种矿物药和6种动物药）出现在贡品清单上，它们由全国的20个州进献（见图4.1和表4.1）。但是，它们的分布是不均衡的。大多数有毒植物药来自中部地区（第四区），尤其是植被丰富的山区。两种有毒矿物药来自帝国的边陲：一是岭南地区（第六区）的水银，因为那里盛产制水银的朱砂（硫化汞）；二是从西北（第八区）沿着丝绸之路而来的硇砂，它是唐帝国向中亚扩张的过程中新引入的一种外来药物。②硇砂被纳入贡品清单，不仅表明了皇室对新奇药物的兴趣，也体现了中央政府的势力向帝国边缘的拓展。最后，贡品清单上的有毒动物药包括京师地区（第一区）的有毒昆虫芫菁和亭长、东部地区（第二区）的牛黄，以及最引人注目的、从岭南五州（第六区）征收的40枚蚺蛇胆。蚺蛇胆有小毒，口服能止痛，外用可治皮肤病。鉴于其医疗用途并不独特，目前尚不清楚唐朝皇帝为何特别喜欢蚺蛇胆。然而，这种药物极难获取，而且有伪药鱼目混珠，致使唐代的本草书对如何辨别其真伪提出建议。③蚺蛇胆的稀缺性，加之它来自帝国遥远的南方，这可能增添了它作为一种奇异之物的魅力。④

---

① 苏敬等：《新修本草》卷6，第160—163页；卷8，第203页；周左锋：《〈唐六典〉记载的土贡药材分析》，第13—18页。

② 苏敬等：《新修本草》卷5，第142页。

③ 苏敬等：《新修本草》卷16，第424—425页。

④ Schafer, *Golden Peaches of Samarkand*, 192-193. 牛黄是贡品清单上另一种昂贵的药物，其高价致使市面上出现许多假冒品。见苏敬等：《新修本草》卷15，第362—363页；李建民：《丝路上的牛黄药物交流史》，第20—27页。

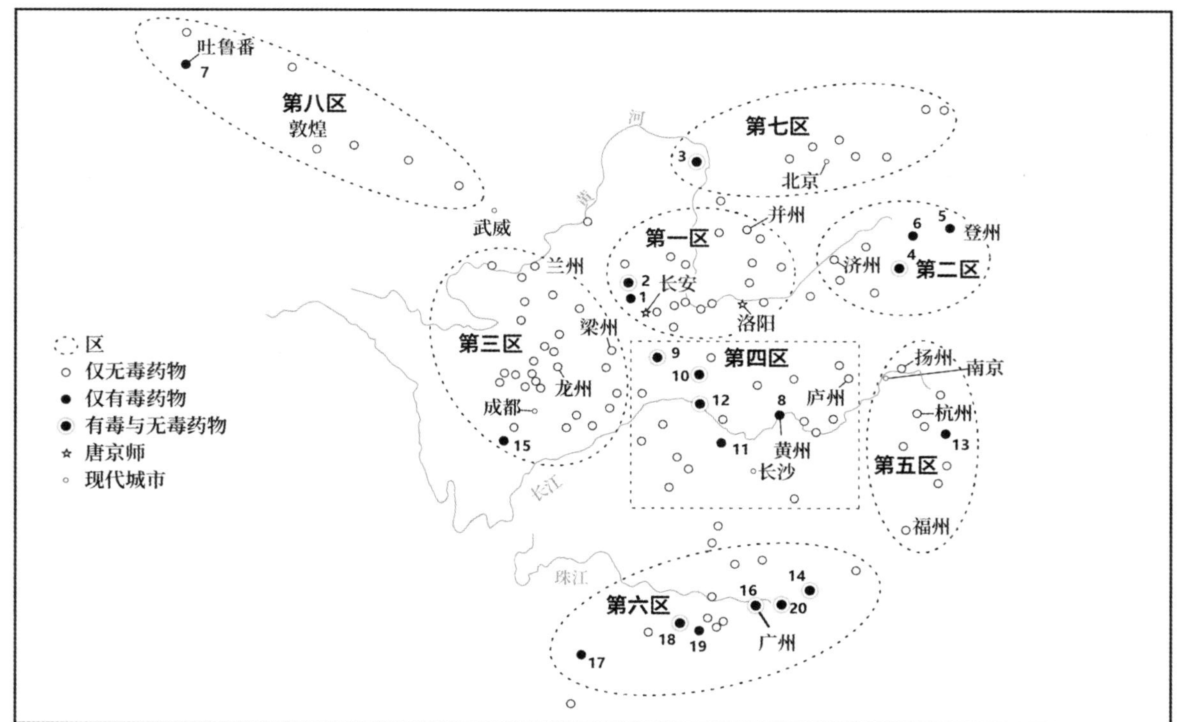


图4.1　唐代（8世纪中叶）进贡药材的州郡示意图，信息源自《通典》。

表4.1 唐代土贡中的有毒药物

| 序号 | 州 名 | 所属区 | 药 物 | 类 型 | 数 量 |
|---|---|---|---|---|---|
| 1 | 邠州 | 第一区 | 蛇胆 | 动物药 | 10斤* |
| 2 | 宁州 | 第一区 | 芫菁、亭长 | 动物药 | 不详 |
| 3 | 胜州 | 第七区 | 赤芍药 | 植物药 | 10斤 |
| 4 | 密州 | 第二区 | 牛黄 | 动物药 | 1斤 |
| 5 | 登州 | 第二区 | 牛黄 | 动物药 | 128铢 |
| 6 | 莱州 | 第二区 | 牛黄 | 动物药 | 122两 |
| 7 | 安西都护府 | 第八区 | 硇砂 | 矿物药 | 50斤 |
| 8 | 黄州 | 第四区 | 虻虫 | 动物药 | 2斤 |
| 9 | 金州 | 第四区 | 干漆 | 植物药 | 6斤 |
| | | | 雷丸 | 植物药 | 5两 |
| 10 | 房州 | 第四区 | 雷丸 | 植物药 | 不详 |
| 11 | 澧州 | 第四区 | 恒山 | 植物药 | 8斤 |
| | | | 蜀漆 | 植物药 | 1斤 |
| 12 | 峡州 | 第四区 | 鬼臼 | 植物药 | 2斤 |
| 13 | 明州 | 第五区 | 附子 | 植物药 | 100枚 |
| 14 | 潮州 | 第六区 | 蚺蛇胆 | 动物药 | 10枚 |
| 15 | 黎州 | 第三区 | 蜀椒 | 植物药 | 1石 |
| 16 | 广州 | 第六区 | 蚺蛇胆 | 动物药 | 5枚 |
| 17 | 安南都护府 | 第六区 | 蚺蛇胆 | 动物药 | 20枚 |
| 18 | 容州 | 第六区 | 水银 | 矿物药 | 20斤 |
| 19 | 高州 | 第六区 | 蚺蛇胆 | 动物药 | 2枚 |
| 20 | 循州 | 第六区 | 蚺蛇胆 | 动物药 | 3枚 |

*唐代的一斤约等于661克；一两是1/16斤，约41克；一石等于120斤，约为80千克。见丘光明：《中国历代度量衡考》，第446页。

## 《新修本草》的编撰

从全国各地获得的药物不仅象征着唐代统治者向地方的权力渗透，而且为朝廷提供了有实用价值的必需品。那么国家凭恃什么文本来寻找并利用这些药物呢？如前所论，京师药园里的人员和不同州郡的采药师都靠本草书来辨认和采收药物。而且，根据《医疾令》的条文，本草书也是太医署的学生首先需要掌握的一类医书，以便他们认识药材的形态，了解其药性。[①]《新修本草》在规范药物知识、指导医疗实践方面尤其扮演了至关重要的角色。

《新修本草》是中国首部由国家下令修撰的本草书，完成于唐高宗时期。[②]根据日本京都仁和寺保存的一份《新修本草》抄本的残卷（731），有22名官员参与了该书的编修。其中有12名为太医署、尚药局和药藏局的医药专业人士；另有7名官员并非医官，他们或是具备有助于该书编写的医学知识，或是协调不同衙署之间医药行家的工作，主持该书编修的苏敬便是这样的官员。虽然他不是医官，但他具有丰富的医学知识，尤以医治脚气病见长，为此颇负盛名。[③]《新修本草》的编撰以苏敬为首，这说明政府在规范药物知识的过程中，医药行家和朝廷命官之间不乏重要的互动。纂修者名单上的最后3名是朝廷高官，他们很可能只是挂名，以示国家的支持。综观之下，这份名单上的作者由

---

① 程锦：《唐医疾令复原研究》，第137—138、578页。

② 该书常被誉为世界首部药典，比欧洲的《纽伦堡药典》（*The Nuremberg Pharmacopoeia*, 1542）早将近900年。但是有必要指出，《新修本草》本身没有像《纽伦堡药典》那样明确地对处方开药作出法律规定，它更像是政府征收和使用药物的指南。见Unschuld, *Medicine in China*, 47。

③ 范家伟：《大医精诚》，第81页。在唐代，脚气病的症状是脚或小腿肿胀，当时认为是身体肥胖所致。见Smith, *Forgotten Disease*, 43－65。

专业人士、非专业人士以及高官构成，表明该书的纂修旨在将药物学知识的撰写和政治权威的树立相结合。[①]

《新修本草》共54卷，包括正文21卷、药图26卷，以及标示药材产地的图经7卷。[②]后两者为新增内容，不见于之前的本草书，彰显了准确辨识药物的重要性。但是，这两部分已佚失。正文的体例依照陶弘景的分类法，根据自然属性将药物分类（矿物、植物、动物、食物），然后将这些类别进一步细分：植物类分为草部和木部；动物类分为兽禽部和虫鱼部；食物类分为果部、菜部、米部。[③]

《新修本草》总计载药850种，其中115种为新增药物，193种有名无用，138种药物的陶注获得《新修本草》作者们的认可，同时他们也纠正了陶弘景对404种药物的评注。[④]对于每一个药物条目，《新修本草》的纂修者都先如实抄录陶著，即便他们持不同意见，然后在"谨案"之后加上自己的评论。总体上看，这些作者没有挑战陶弘景开创的本草书作注传统，也没有改变每一种药物的基本属性，包括对其毒性的判定。相反，他们的评注重在阐明每种药物的命名、形态和产地，他们认为陶弘景记录的这些知识已过时或有误。地方药材的征收是唐代土贡制度的重要组成部分，这可能是该书注文强调正确识别药材的原因。

《新修本草》的正文之前有礼部郎中孔志约撰写的简短序文。孔序首先描绘了医药开创之时的图景，并列举若干古代名医，然后将笔触转

---

① 苏敬等：《新修本草》（日本仁和寺抄本）卷15，第216—220页。对这些作者的详细研究，见王家葵、张瑞贤、银海：《〈新修本草〉纂修人员考》，第200—204页；范家伟：《大医精诚》，第78—85页；陈昊：《身分叙事与知识表述之间的医者之意》，第219—243页。

② 刘昫等：《旧唐书》卷47，第2048页。

③ 苏敬等：《新修本草》，第1—10页。

④ 杏雨书屋藏敦煌文书羽040R。

向陶弘景，承认其在本草书整理上的贡献，但也强调他犯了许多错误，因此需要新修本书。序言接着陡然转变话题，开始称颂唐帝国的辉煌。宋版《新修本草》删除了这部分内容，但近来公之于众的一份9世纪晚期的敦煌文书残卷保留了其中的一段话，[①]其语言极尽华丽之能事：

> 我大唐之王天下也，承秦汉浇醨之后，[②]周随涂（炭之际，缀乾纽于已坠，正坤维于）将覆，[③]重钩庶类，再育含灵。神功肸蠁，遐畅有截。[④]

这段话抛开了有关陶弘景的具体话题，描绘了巍巍大唐恢复和维持宇宙正常秩序的灿烂景象。经历了前几个朝代的混乱之后，大唐已“重钩”天下万物，以便造福人民。对包含药物在内的万物的规范化，成为帝国实现有效治理的重要途径。

这段话的下文继续用华丽的辞藻，颂扬唐代统治者无尽的美德，以及海内外进献朝廷的精美礼物，这里显然是指土贡和贡制度。说完这

---

① 和中国早期的其他本草著作类似，唐代《新修本草》的完整本失传已久。但是由于中国本草书有作注的传统，该书的药物条目及一个被改动过的序言在宋代本草书中得以保存，成为现代学者辑复此书的依据。然而，我们对《新修本草》的理解并非仅限于宋代的传本，唐代的几份敦煌文书残卷中也包含了《新修本草》的内容，其中日本杏雨书屋于2009年公布的一份敦煌残卷保存了和宋本明显不同的序言。

② 范家伟认为，“浇醨”一词应读作“尧离”，指远古时期尧的统治，尧为五德终始说中的火德（离）。汉代的一些学者称汉代亦为火德，因此我在英文版中将该词译为“propitious fortune”。见张书豪：《西汉“尧后火德”说的成立》，第1—27页。感谢范家伟对此词的理解提供的帮助。

③ 此处的“周”指被隋朝取代的北周。唐代的一些学者不以六朝时期的政权为正统，将唐的渊源直接追溯至汉朝的正统统治。见饶宗颐：《中国史学上之正统论》，第25—27页。

④ 杏雨书屋藏敦煌文书羽040R。这段话并不完整，岩本笃志根据13世纪日本的一部医学著作将其补全。见岩本篤志：『唐代の医薬書と敦煌文献』，第102—115页。

几句为赫赫王权歌功颂德、政治意味浓重的话之后，孔序回到了《新修本草》的编撰过程，指明其作者、修撰原则、内容，以及国家在此项工作中的关键作用。总而言之，孔序将医学叙事和政治理想交织在一起，展现医药专家和朝廷官员共同致力于规范药物知识，以推动帝国的统治。

那么，《新修本草》如何规范药物知识？值得注意的是，该书作者们的评注大都重在说明药物的形态与产地，而不是它们的医疗用途。在他们眼中，陶著舛错不少，因其生活在江南，故而没有来自其他地区的第一手药物知识。另外，陶弘景一心向道，也影响了他对许多药物的认识。钩吻就是一个很好的例子，它是一种有大毒的草药，主要制成药膏，用来消肿。它也是一种常用于自杀的毒物。辨识这种植物是一个棘手的问题，陶弘景在《本草经集注》中将其描述为一种紫茎黄花的草，初生时非常类似于另一种名叫“黄精”的植物。[①] 3世纪晚期的一部探讨养生术的道教专著最早把这两种植物放在一起讨论，该书比较了黄精和钩吻：前者为太阳之精，入口使人长生；后者为太阴之精，入口使人即死。陶弘景所描述的这两种植物在形态上的相似性非常符合此道教著作所阐述的阴阳二分法。[②]

然而，《新修本草》的作者们指出陶弘景的观点是错误的。他们提出，这两种植物毫不相关：黄精直生，两叶或四五叶相对，而钩吻蔓生，叶如柳叶。它们也生长在不同地区，前者到处都有，而后者仅见于桂州（今广西桂林）以南，那个地区陶弘景可能从未去过。《新修本草》

① 陶弘景：《本草经集注》卷5，第335—336页。

② 《太上灵宝五符序》（HY 388）卷2，第19页上。自六朝时期至唐代，服食黄精以延年益寿的做法在道教徒和社会精英中很流行。见范家伟：《中古时期的医者与病者》，第304—309页；Arthur, *Early Daoist Dietary Practices*, 115–116。

的作者们称钩吻生长在那里的“村墟闾巷”，当地人对它有两种不同叫法，这暗示他们通过实地调查获取了直接知识。另一条证据也表明了这一点：陶弘景说西北的秦地生长着一种不同类型的钩吻，此地离他生活的地方很远。但是，这些唐代的作者们认为那不过是个谣言，因为他们遍访秦中都没能找到那种钩吻。《新修本草》纠正了陶弘景以他人之言为依据的评注，通过直接调查提供了关于药物形态和产地的最新知识。[①]

除了修正辨识药物的知识，《新修本草》的作者们也努力将药名标准化。从《神农本草经》的时代开始，许多药物就有别名，包括地方上的俗称。随着时间的推移，药名越来越多，引起了混淆：有时两个名字被认为是指两种不同药物，但实际却只是同一植物的不同称呼，有时情况则正好相反。《新修本草》试图澄清这些混乱。一方面，正如钩吻的例子，它通过实地调查核实药物在地方上的名称；另一方面，它依赖经典文本来确认许多药名的正确发音与意涵。有意思的是，《新修本草》中引用最多的不是医书，而是一部古老的辞书《尔雅》，反映了经典知识在药物命名中的价值。

此种学术倾向在附子的例子中充分显现。《新修本草》指出了这一有毒草药的五个名字（乌头、乌喙、天雄、附子、侧子），这些名字大都是对其块茎形态的描述。陶弘景指出，乌头（“乌鸟之头”）是完整的块茎，而乌喙（“乌鸟之口”）中间有两歧。但是，《新修本草》的作者们不认为此种区别有意义。他们质疑道：“如乌头有两歧，即名乌喙，天雄、附子若有两歧者，复云何名之？”多余的名字令人困惑。[②]

① 苏敬等：《新修本草》卷6，第153—154页；卷10，第253—255页。

② 苏敬等：《新修本草》卷10，第256—258页。

此外，这些作者也澄清了对侧子的认识，把侧子定义为乌头旁生出的比附子更小的块茎，而不是陶弘景所谓的“附子边角之大者”。他们调查发现，在某些地区，附子之角小如黍粟，根本不能入药。他们还注意到，近来京城使用的细附子非常有效，但没有人把角采下来单独使用。因此，经验知识指导了药物的正确命名。①

陶弘景把出自江南建平的乌头、附子和天雄称作“三建”，《新修本草》的作者们认为该名称具有误导性。他们指出，最好的天雄、附子、乌头出自川蜀的绵州（今四川绵阳）和龙州（见地图4.1），产自其他地方的“气力劣弱”，江南来者则全不堪用。那么陶弘景的“三建”从何而来？《新修本草》的编撰者们援引前面提到的辞书《尔雅》，指出乌头本名“堇”，读音近似地名“建”，因此他们推测，两个字读音的相近使陶弘景混淆了乌头的出处。经典知识有助于澄清可疑的药名。②

最后，为了推进药物知识的标准化，《新修本草》的作者们也试图匡正地方的药物知识，尤其是普通人的知识。由于唐帝国疆域辽阔，不同地区的普通百姓对药物的认识大相径庭，这常常导致相互矛盾的说法，迫使朝廷建立具有权威性的指南，以规范药物知识，消除混乱。《新修本草》的序言明确指出了这一问题：陶弘景注错了404种药物。有时他是对的，但外行人还是把药物用错了；有时他错了，外行人就跟着他错误的建议用药。③显而易见，这些作者对外行人持批评态度，认为他们的药物知识并不可靠，而这种无知可能会导致严重的后果。例如，说到杜衡时，他们发现，当时普通人经常用及己代替杜衡。他们

① 苏敬等：《新修本草》卷10，第260—261页。

② 苏敬等：《新修本草》卷10，第258—259页。

③ 杏雨书屋藏敦煌文书羽040R。

指出这是一个危险的错误，因为及己有毒，只能外用治疗疮疥，服用此猛药会导致呕吐。[①]有时，由于药物难求，普通人就会用差一点的替代品，鬼臼的情况正是如此。这是一种长在中部地区深山里的有毒植物，“极难得也”，于是人们就用射干或长在江南的某种植物代替，《新修本草》的作者们认为这两种东西皆非真者。[②]这种告诫意味着，在国家规范药物知识和普通人不得不根据有限资源调整用药之间存在着一种张力。

## 地方药物知识的转变

《新修本草》的修纂彰显了唐帝国规范医学知识，以指导药物收采与利用的雄心壮志。这本书在帝国中心修成之后，如何传播到其他地方？唐政府采取什么策略来传播医学知识？尽管有证据表明8世纪初朝廷已使用印刷术，但这项新生的技术主要用来复制宗教文本。[③]当时包括医书在内的书籍的复制主要靠手抄。此外，唐朝廷还公开展示重要的医方，以便让大众知晓。例如，746年，唐玄宗颁布诏书，要求郡县长官将其亲制的《广济方》中的切要内容刻在大版上，在村坊要路榜示。796年，唐德宗也下令编撰《广利方》，并要求在全国的通衢要道榜示。[④]这两个例子中镌刻的文本都已失传，但是从书名看，它们很可能是便于日常使用的医方。在印刷时代之前，公开展示是向大众传播医

---

① 苏敬等：《新修本草》卷8，第219页；卷10，第256页。

② 苏敬等：《新修本草》卷11，第291页。

③ Barrett, *Woman Who Discovered Printing*, 84–98.

④ 王溥：《唐会要》卷82，第1805页；李昉等：《太平御览》卷724，第3338页上。关于现代辑佚的《广济方》中的一些医方，详见冯汉镛：《古方书辑佚》，第26—92页。

学知识的重要方法。①

至于《新修本草》,在政府的推动下,它很快传遍全国各地。在编撰该书之前,唐朝廷已于629年在诸州设医学。723年,又令天下诸州各置医博士一员,职司医学教育,以《新修本草》和《百一集验方》为重要用书。②但是该书在被纳入国家医学制度之前,早已传布到地方。在敦煌发现了该书最早可推定写于669年的一份抄本,当时距朝廷完成此书仅有十年。③《新修本草》也向东传播——现存731年的京都仁和寺抄本表明,8世纪早期该书已传入日本。④

《新修本草》在海内外的迅速传播引发我们思考这样一个问题:地方如何使用该书?中央政府手握一切资源,能获取最好的药物来为社会上层人士服务,但普通人如何利用此书来满足他们自己的需求?敦煌文书为我们提供了线索。敦煌莫高窟的第17号窟内藏有写于406—1002年的四万多卷抄本,这些抄本可能为当地寺庙藏书室所有,因为大多数卷子为佛典,但其中也有大量非宗教文献,包括儒家经书、诗歌和政府法令。⑤

现存的100多份敦煌医药文书内容丰富,有方书、医学经典、针灸和本草书,包括五个《新修本草》残卷。⑥其中,一个9世纪晚期的残卷

---

① 佛门亦有这样的做法。例如,7世纪中叶,一些药方被刻在龙门佛窟群(在今河南)的一个洞窟,可能也是为了向民众传播有用的医学知识。见Zhang [张瑞贤], Wang [王家葵], and Stanley-Baker [徐源], "Earliest Stone Medical Inscription," 373-388;陈昊:《身分叙事与知识表述之间的医者之意》,第269—300页。

② 王溥:《唐会要》卷82,第1522页;杜佑:《通典》卷33,第915页。

③ 敦煌文书P. 3714。关于这份文书的书写时间,见卢向前:《伯希和三七一四号背面传马坊文书研究》,第671—674页。

④ 苏敬等:《新修本草》(日本仁和寺抄本)卷15,第220页。此抄本不全,仅存十卷。

⑤ 关于敦煌文书的概述,参见荣新江:《敦煌学十八讲》。

⑥ 《敦煌医药文献辑校》; Lo and Cullen, eds., *Medieval Chinese Medicine*; Despeux, ed., *Médecine, religion et société dans la Chine médiévale*。

保存了一段序言。[①]一个最早可上溯至669年的残卷包含了草部30种下品药。[②]还有两个卷子非常不全：一个残卷包含了果部、菜部和米部的9种药，另一个则仅包含了果部两种药。[③]以上三个保存了药物条目的卷子遵循了本草书作注的惯例，《神农本草经》原文、陶注和唐代作者们的评注判然有别。而第五个残卷（P. 3822）却很不一样。[④]

编号为P. 3822的残卷是一份独特的文书（图4.2），引人瞩目。首先，其形式很有意思。与其他通常又长又大的标准写卷不同，它写在一小页纸（长27厘米，宽8.3厘米）的两面。这个文本自成一篇，因为它为了在一张纸内写完，在背面纸的边缘把最后一行挤了进去。有趣的是，这页纸的中上方有个小孔，多张这样的书页就是通过小孔捆扎在一起，这是典型的梵夹装（*pothi*）的特色。这种书籍装帧形式起源于古印度，那时是写在干燥的棕榈叶上。[⑤]梵夹装在唐代随着佛教僧侣传到西藏，但是纸张取代树叶成为其书写的主要媒介。敦煌文书包含了大约40个梵夹装抄本，大多数为佛经。由于786—848年敦煌为吐蕃所据，因此敦煌所藏的梵夹装抄本很可能产生于这一时期或更晚。作为一种可翻阅册子的早期形式，它们便于携带和使用，只需翻动系紧的书页即可。鉴于《新修本草》是逐条记述的文本，这种形式对于想迅速找到药物条目的读者很管用。[⑥]

---

① 杏雨书屋藏敦煌文书羽040R。

② 敦煌文书P. 3714。

③ 敦煌文书S. 4534和S. 9434。

④ 《敦煌医药文献辑校》，第653—658页；Despeux, ed., *Médecine, religion et société dans la Chine médiévale*, 211-213。

⑤ Baums, "Inventing the *Pothi*," 343-362.

⑥ 岩本篤志:『唐代の医薬書と敦煌文献』，第169—174頁。

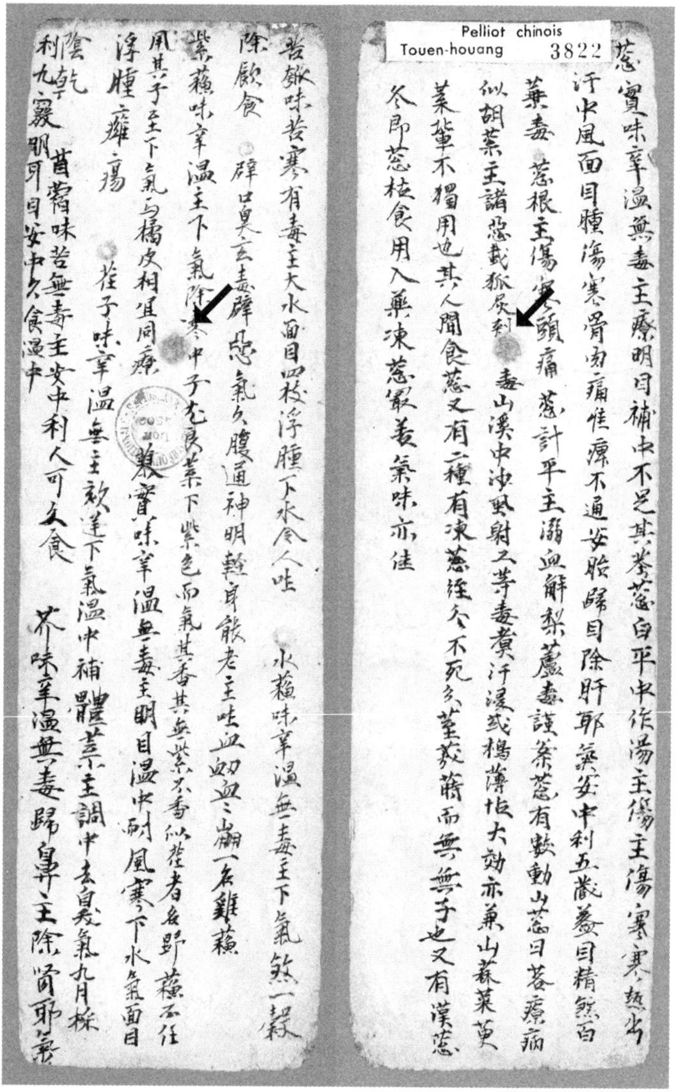

**图4.2** 敦煌文书P. 3822的背面（左）与正面（右），箭头所指的小孔是捆扎书页的地方。本图片承蒙巴黎法国国家图书馆允许使用。

这张纸片上写了什么？ P. 3822号文书包含了《新修本草》菜部的8种药，但改变了它们在朝廷所颁范本中的顺序。这页纸的正面为菜部中品药“葱”，背面首先是1种菜部下品药，然后是3种菜部中品药，最后是3种菜部上品药。此外，这份文书的书写方式有悖于本草书的传统风格，即《神农本草经》原文与其他内容朱墨分书，注则用更小一点的字书写。在P. 3822号文书中，每个字都是黑色，且大小都相同。最重要的是，这份文书没有将每一个药物条目全部抄写：正面关于葱的内容是完整的，但背面大多数条目都简缩了。这种压缩有时很惊人——甚至省略了《神农本草经》中的话，我们在现存的其他任何《新修本草》抄本中都未看到这样的现象。

显而易见，这种抄写带有选择性，可能是出于实用目的。抄写者可能从《新修本草》中选择了最相关的蔬菜，根据当地的需求重新排列。该抄本没有区分颜色和字体大小，说明它打破了宫廷抄写者严格遵循的层次分明的文本体例。在8种蔬菜中，葱对这位抄写者最重要，占据了书页的整个正面，包括原文全文。这可能是因为它有多种医疗用途：葱实能明目，补中不足；葱白能治伤寒、出汗、面目肿，还能杀百药毒；葱根能治伤寒头痛；葱汁能治溺血。这种植物似乎是一种包治百病的灵丹妙药。而且，《新修本草》编撰者的评注也被如实抄写下来，这段话尤为有用，因其进一步指出三种葱的不同用途：山葱主治病，而冻葱和汉葱供食疗。

决定抄写内容的另一个因素可能是植物在当地是否易得。这份文书没有具体指明葱的产地，可见其分布广泛。但是，写在反面的三种植物只生长于一些地区的江河湖泊边，离敦煌很远：苦瓠生于晋地（在今山西），水苏生于九真（在今越南北部），蓼实生于雷泽（在今山东）。

这三个条目被删削得很多，这也许不是巧合，因为它们不易获取，不如当地植物有用。[①]相比之下，水苏之后的紫苏被全文抄录就讲得通了。从其独特的名字来看——也许是抄写者选择了当地的俗名，这种植物可能生长在敦煌。[②]为了帮助读者辨认紫苏，抄写者也抄录了识别它的关键信息：叶下紫色而气甚香。它可能是当地用来代替水苏的一种植物：它和水苏性味相同（温，味辛），也主下气。因此，P. 3822号文书中这些有选择性的书写，暗示抄写者修改国家规范的本草知识以适应当地的实际情况。[③]

谁会使用这样的书页？鉴于敦煌文书是佛教寺院藏书的一部分，而且梵夹装抄本主要由僧人制作使用，因此有可能是当地僧人依照这样的文本来行医。如前所述，7世纪和8世纪前期，唐政府通过任命医学人员，在各州郡颁行医药书籍范本，将医事管理推行到全国各地，敦煌也不例外：它位于唐帝国西部的沙州，设立了职司医学教育的衙署，并配以朝廷任命的“医博士”。及至8世纪晚期吐蕃占领敦煌后，唐对敦煌的影响力减弱。结果，医疗服务的中心从政府机构转移到了地方寺院。此前学者研究发现敦煌地区有几位高僧行医，他们在当地享有很高的声誉。P. 3822号文书根据地方的需要修改了药物知识，可能是为当地僧人行医提供指导。[④]

---

① 当然，这些外地的植物也有可能被移植到了敦煌，供当地人使用，但目前尚缺乏直接证据。

② 在朝廷颁布的《新修本草》中，这种植物就叫作“苏”。见苏敬等：《新修本草》卷18，第469页。

③ 在敦煌，当地药物也用来代替难以获取的毒药。例如，如前所述，唐政府禁止民间使用冶葛这种有大毒的植物，敦煌就代之以当陆，这种当地就可以得到的有毒草药具有类似的医疗用途。见敦煌文书P. 3713。

④ 郑炳林、党新玲：《唐代敦煌僧医考》，第31—46页；郑炳林、高伟：《从敦煌文书看唐五代敦煌地区的医事状况》，第68—73页；陈明：《敦煌的医疗与社会》，第59—73页。

此外，这片书页上列出的蔬菜可能就种在当地的寺院，用来食用而非治病。考虑到食物与药物在唐代药学中的密切关系，这个由岩本笃志提出的假说不无道理。[①]然而，如果当地的寺院确实想种植这些蔬菜以获取食物，他们更可能会查阅农书而非药书。另外，这页纸上最突出的条目是葱，它是佛教教义禁食的“五辛”之一，因其浓烈的气味被认为会刺激感官、干扰修行。[②]这一禁令使得僧人不太可能把葱作为日常食物。另一方面，葱还是可能被用作药物，为了治疗特定的疾病而偶尔服用。在佛寺里，酒的饮用也与此类似。归根结底，重要的不是物质本身能否服用，而是服用它的具体目的。[③]

最后，值得注意的一点是，并非收藏在敦煌的所有卷子都抄写于敦煌，一些有影响力的佛典其实是在京城抄写的。朝廷在京城设立了写经所，雇佣专职的写经生抄写那些往往是长篇累牍且富有教示性的文本。这些官方抄本通常用标准字体抄写，几经校对。[④]但是，P. 3822号文书很可能不是官方制作的产物。考虑到它独特的起源于古印度和吐蕃的文书形式，目前没有证据表明现存的任何一个敦煌藏梵夹装抄本是由唐政府制作。轻便的设计使其易于使用，但这样的文书未必能展示帝国的辉煌。而且，这页纸上的字写得随意潦草，经常使用不规范的字词，甚至还有20多处抄错。显而易见，该文本出自一个未经训练的写手，而不是官方抄写机构。虽然由于敦煌的大量抄本是外地朝圣者

① 岩本篤志:『唐代の医薬書と敦煌文献』，第181—186頁；Engelhardt, “Dietetics in Tang China and the First Extant Works of *Materia Dietetica*,” 173-191。

② “五辛”是大蒜、草葱、慈葱、兰葱、兴渠，见敦煌文书P. 3777与P. 3244。

③ 关于中古中国佛教寺院中药酒的使用，详见刘淑芬：《中古的佛教与社会》，第398—435页。

④ Fujieda［藤枝晃］, “Tunhuang Manuscripts: A General Description (Part I),” 1-32; Fujieda, “Tunhuang Manuscripts: A General Description (Part II),” 17-39.

所捐赠，我们无法完全确定其出处，但我们基本可以断定这页文书与敦煌或者另一处的地方医疗实践息息相关。[①]

## 小结

7世纪和8世纪前期，唐政府致力于规范药物知识，管理医疗实践。在制度层面，朝廷成立了若干机构，培养专职医药人员，为皇室和政府官员提供医疗服务。在法律层面，它制定了一系列法令监管药物的质量，确保它们在实践中安全使用。此外，政府在京师建立药园以种植草药，并扩展土贡制度，从全国各地征收药材，如此一来不仅显示了皇权的无处不至，也为朝廷提供了必要的药物。最后，朝廷还组织人员编纂了以《新修本草》为代表的医书，该书对现有的药物知识加以整理、纠正并更新，使之成为朝野医疗实践的指南。

在这一系列的举措中，毒药占据了显著地位。唐政府没有完全规避危险之物，而是承认它们的医疗价值，并在全国征收有用的毒药治病疗疾。国家的此种努力在《新修本草》中彰显，该书的作者们密切关注药物的外形、名字以及它们在地方的用法，创造了将经典文本中的智慧与基于经验的调查相结合的新知识。另一方面，国家非常清楚毒药的危险性，因此建立完备的尝药制度以确保皇帝的安全，并制定严苛的律法以惩罚那些行医中误用毒药或者用毒药来谋财害命的人。鉴于唐宫廷里经常发生下毒、谋杀和巫蛊事件，政府采取严格的防范措施并不令人吃惊。因此，就维持有效的政治统治而言，毒药既赋予机遇又提出挑战。

---

① 对于敦煌文书在不同地区流动的深入研究，见 van Schaik and Galambos, *Manuscripts and Travellers*。

唐政府采取的大多数药物管理措施并非首创。例如，隋政府已设立太医署和尚药局，唐袭隋制，并对其做进一步的扩展和改造。[①]但是，在8世纪中叶安禄山叛乱之后，唐中央权力衰微，致使9世纪和10世纪前期未再出现国家支持的医药项目。直到北宋时期，国家才重新积极投入医学事业。医学史学者艾媞捷已揭示出北宋政府如何通过系统整理并颁行医学文本，压制被视为非正统的地方巫术治疗习俗，实现有效的治理。[②]虽然诸如此类的努力看起来是效仿了唐前期政府的做法，但是我们也能看到一个关键的区别：在唐代，为了传播医学知识，国家非常倚重文本的抄写，并辅之以将简明药方对大众公开展示；而在宋代，印刷术发挥了关键作用，国家利用这种能快速复制权威文本的新技术，更有效率地建立医学标准并使其传播至全国各地。

地方社会如何利用中央政府生产的医学知识呢？朝廷拥有医术高明的医师和品质优良的药物，与之相比，普通百姓——尤其是那些生活在远离帝国中心之处（例如敦煌）的人们——就面临着医药资源有限的挑战。所以，他们采用一系列办法来克服这些障碍，例如使用当地的草药、寻找合适的替代药物。因此，权威而标准化的医学知识的兴起和它在地方的不断变化是齐头并进的。从10世纪开始，印刷术的发展有效推广了标准化的医学文本，这些文本强有力地压制了地方的医疗实践。但是唐代的图景是很不一样的：抄本的灵活性和适应性使当地人得以巧用政府颁布的医学知识，根据他们自己的需求做出调整。抄本文化勃兴之时，文本权威的力量是有限的，致使地方上出现丰富的文本

---

① 李林甫等：《唐六典》卷11，第324—325页；卷14，第408—409页。

② Hinrichs, "Governance through Medical Texts and the Role of Print," 217–238; Hinrichs, *Shamans, Witchcraft, and Quarantine.*

变化，在内容和形式上都与官方文本不同，这与当地的医学实践有紧密关系。[①]

敦煌抄本揭示了在地方医学知识生成过程中实践的重要性。由于这些抄本大多残缺不全，我们不知作者为谁、抄写的动机为何。所幸唐代名医孙思邈在其医学著作中详细地探讨了医疗实践。他不惜笔墨论述药物疗法，其中许多都基于他自己的行医经验，这正是下一章的主题。

---

① 当然，这一现象不局限于医学抄本。关于中国文学中的抄本文化，详见田晓菲：《尘几录》；Nugent, *Manifest in Words, Written on Paper*。

# 第五章　实践中的药物

方知神物效灵，不拘常制……此其不知所以然，虽圣人莫之辨也。

——《备急千金要方》[①]

7世纪的名医孙思邈在其一本方书中收录了一个药方，名为“芫花散”。这个复杂的药方用到64味草药，其中18种是有毒的，主治多种顽疾。孙思邈先详细解说该药方如何配制和服用，然后试图领会其治病的逻辑。他写道，他无法理解该方的用药和服法，因其不近情理，然而，用过之后，他发现此方尤其在医治急性病方面“极有神验”。思及此，他得出这样的结论：世间有些事物不拘常制，但是必须承认它们的效验。[②]

---

① 孙思邈：《孙真人千金方》卷12，第202页。

② 孙思邈：《孙真人千金方》卷12，第199—202页。

孙思邈的论述揭示了实践在他评估强劲配方功效时的关键作用。这不足为奇，因为对医家而言，经验知识在利用毒药时至关重要，一旦误用这些危险之物就会导致严重的后果。广而言之，孙思邈对这个不寻常的药方的思考指向了中国医学史研究中的一个重要问题，即医学理论与实践之间的关系。今天，“经验”一词在英文里常被译成“experience”，指涉及诊断和治疗的一系列身体技术，如把脉、望诊、开药，所有这些技术只有通过持续不断的实践才能掌握并精进。虽然“经验”强调中国传统医学中实践的重要性，但此前的研究也指出了医学经典所推崇的理论知识在指导古今医疗实践中不可或缺的作用。换言之，通过实践获得的具体知识和对经典文本的掌握，在医者行医用药时一起发挥作用。①

但是，在古代中国，“经验”有不同的意涵，其原意为“经过验证”，指药方经受了实践的考验，而非医者的技艺。②该定义暗含药方之“验”或“效”的意思。在10世纪以前，“经验”一词仅在5或6世纪的《搜神后记》中出现过一次，指易卜的灵验。③自宋以降，它在医学文本中大量出现，主要是和验方有关。不过，相关词汇在更早的时候已出现在隋唐的书目中，如“身验方”“集验方”“效验方”等，诸如此类的用词表明了当时的医学著作对效验的密切关注。④

---

① Farquhar, *Knowing Practice*; Sivin, "Text and Experience in Classical Chinese Medicine," 195–198；李建民：《旅行者的史学》，第67—91页。

② Lei, "How Did Chinese Medicine Become Experiential?," 334. 在这个意义上，该词的意思与*experientia*相近，后者是英文单词experience的拉丁语词源，指“试验、证明、实验；通过反复试验获得的知识”。该信息出自Online Etymology Dictionary（网址www.etymonline.com）。

③ 《搜神后记》卷2，第15—16页。

④ 魏徵等：《隋书》卷34，第1042—1046页；刘昫等：《旧唐书》卷47，第2049—2050页；欧阳修等：《新唐书》卷59，第1567—1573页。

孙思邈的《备急千金要方》是一部包含许多“验”方的唐代医学著作。该书属于方书，此类书专门收集药方，根据疾病类型分门别类，并指导人们如何配制和使用每个药方。和受限于既定知识框架的理论著作相比，方书的内容更加兼收并蓄和不循常理，并且与医疗实践息息相关。方书虽古已有之，却兴盛于唐代，由国家、医者或士人编撰的大批方书的涌现即为明证。其中尤为重要的是孙思邈在《备急千金要方》中记述的25则医案，这是方书写作的一个新现象。此前学者对医案的书写在中国历史上的演变有专门考察，它作为一种独立的文类从16世纪开始迅速发展。[①]虽然孙著不是专门记录医案，但他将医案纳入医方的写作中，表明他高度关注诊治病人时个人经验的价值。我们下面将会看到，他试图用这些医案来证实其医方的效验，这种书写方式展现了文本与实践之间的复杂关系。

## 汉至唐的方书

中国的方书撰写可以追溯至汉代。《汉书·艺文志》将这些书纳入“经方”的范畴，和“医经”“房中”“神仙”同属于医疗类著作。[②]“经方”类著录11部书，大多侧重于治疗特定的疾病，如风寒热、五脏六腑的疾病、妇人和婴儿的疾病。它也包括一部关于饮食禁忌的专著，说明时人已意识到食物中毒问题。但是，所有这些著作早已佚失。不过，我们在西汉的马王堆出土医书中发现了大约300个医方。这些医方提

---

① 医案最早出现在汉代的政府医籍中，中古时期不再流行，但在12世纪曾短暂地复兴，16世纪开始激增。详见Cullen, “*Yi'an* 醫案 (Case Statements),” 297–323；Grant, *Chinese Physician*；Furth, “Producing Medical Knowledge through Cases,” 125–151；Goldschmidt, *Medical Practice in Twelfth-century China*。

② 班固：《汉书》卷30，第1777—1778页。

供了简单的疗法，通常是将用药和吐口水、念咒相结合来治疗52种疾病。[①]武威东汉墓出土的简牍中也有一部分医方，这些医方以用药为主，疗法的神力不那么突出，显现了汉代医疗实践的地区差异。[②]毒药经常出现在这两个医方集中，尤其是具有不同药力的几种附子类药物（乌喙、附子、天雄）。这些医书的作者不详，我们也没有在其书写中找到他们留下的痕迹。

六朝时期，随着世袭医学在世家大族中兴起——这一点在南方尤甚——医学文化蓬勃发展，[③]方书也不断涌现。虽然这些著作没有被完整地保存下来，但是其中许多书目由隋唐的正史著录。以《隋书·经籍志》为例，它著录了100多个方书书目。[④]值得注意的是，其中许多书都有作者的名字，包括医家张仲景、炼丹家葛洪、道门宗师陶弘景和几名僧人。作者身份的兴起表明不同社会背景的医书著者都在努力撰著方书，以便提高自己的声望，树立权威。尤为值得一提的是，许多方书由东海徐氏家族编撰。徐氏八代行医，显现出这一时期世袭医学的兴盛。[⑤]此外，《隋书·经籍志》中的十个书目含有“验”或“效”字。其中的一些方书系名单一作者（如陶弘景）或家族（如徐氏），另有一些则为各种来源的医方之汇集，书名中出现“集验方”者即为此类。这些著作没有指明评判医方效用的标准，但显而易见，当时的医书著者十分重视其医方的疗效。

之后的7—8世纪，随着统一的隋唐帝国的崛起，国家更加积极地

---

① Harper, *Early Chinese Medical Literature*, 221–304.

② Yang and Brown, “Wuwei Medical Manuscripts,” 241–301.

③ 范家伟：《六朝隋唐医学之传承与整合》。

④ 魏徵等：《隋书》卷34，第1040—1050页。

⑤ 范家伟：《中古时期的医者与病者》，第70—91页。

编纂和传布医学著作，其中也包括方书。例如，隋朝廷颁布了大型方书《四海类聚方》，共2600卷。该书体量巨大，更有可能是用来炫示帝国的辉煌，而不是指导具体的医疗实践。朝廷又下令编撰了这个大部头的节略版，即300卷的《四海类聚单方》，它更有可能被用在实践中。[①]

唐朝廷也非常重视方书，把它们吸纳到医学教育中。根据8世纪的一条律令，太医署医科的学生必须学习针灸、脉诊和本草经典，此外还有其他三种医籍：张仲景的一部方书、《小品方》、《集验方》。[②]

东汉医家张仲景以善于治疗伤寒病而闻名，这是一类急性而严重的疾病，典型症状是发热。虽然在北宋时期国家为了抗击疫病重新整理了张仲景关于伤寒病的著述，大大提升了他的地位，但8世纪的唐政府已经认为学医者不能不读他撰写的医著。我们不清楚律令指的是张氏的哪部著作——《隋书·经籍志》将四部方书系名张仲景——但至少可以说唐代的医学教育非常重视过去有声望的医者所留传的医方。[③]

第二部方书《小品方》是5世纪陈延之的著作，它为那些遇到紧急情况却又求医无门的人提供了许多医方。在序言中，陈延之将医方称作“小品”，医学理论则为“大品”。他还进一步建议按一定的顺序学习这些文本：初学者应该从小品方书开始，逐渐开悟之后，才可以研读大品医理。也就是说，获取经验知识是学习复杂理论的必经之路。以此为目标，陈延之强调理解本草的重要性，尤其是药性知识，此类知识

---

① 魏徵等：《隋书》卷34，第1050页；刘昫等：《旧唐书》卷47，第2049页。

② 程锦：《唐医疾令复原研究》，第137、578页；范家伟：《中古时期的医者与病者》，第190—193页。

③ 魏徵等：《隋书》卷34，第1041—1042、1045页。关于北宋时期张仲景地位的上升，参见Goldschmidt, *Evolution of Chinese Medicine*, 69–102；Brown, *Art of Medicine in Early China*, 110–129。

与药物在医方中的调配和使用密切相关。唐政府在医学教育中选用该书，很可能是因为它有效地结合了实践知识与理论学习。[①]

第三部方书《集验方》，从书名中的“验”字不难看出，它很可能是根据医方的效验而编制。该书可能是6世纪的医家姚僧垣的作品，因其编撰过同名的著作。姚氏出身南方士族，家族累世行医。他以医术扬名，在南北方的政权都出任过朝廷高官。他应多位验方搜求者之请而编撰的方书风行于世，唐代的医书著者经常引述其治疗各种疾病的医方。国家的医学教育涵盖了该方书，暗示唐朝廷关注医方疗效，而非仅纠结于医学理论。[②]

## 孙思邈与其方书

上文所讨论的方书没有一本完整地流传至今。但是，唐代早期的几部完整无缺的方书现在仍能看到，使我们得以展开深入的分析。其中孙思邈的《备急千金要方》尤为重要，因为有25个医案散布其中，显示作者如何把实践知识融入医学写作。

“药王”孙思邈是中国历史上最著名的医家之一，他收集了大量医方，其中的一些成为后世医者所遵循的标准疗法。[③]孙思邈在世时已颇有名气，11世纪北宋政府将他的两部方书奉为医学经典后，他的名气就更大了。北宋时期，他也被尊奉为神，朝廷封其为道教“真人”。[④]

---

① 陈延之:《小品方》; 石田秀実:『こころとからだ』, 第254—276頁。

② 令狐德棻:《周书》卷47, 第839—844页; 李延寿:《北史》卷90, 第2977—2979页; 姚僧垣:《集验方》。《集验方》也有可能指另外一本书, 非姚僧垣所撰, 因为我们在隋唐正史所录的书目中发现有若干医籍也以此为书名。

③ 干祖望:《孙思邈评传》。

④ 陈昊:《在写本与印本之间的方书》, 第69—85页; 郑金生:《药林外史》, 第306—318页。

虽然宋代以降孙思邈作为大医的形象盛行于世，但是有必要指出，他在唐代的形象颇为不同，当时他被尊为一位多才多艺之士，擅长医术、炼丹、辟谷、长寿之道和占卜。换而言之，孙思邈并非仅精于医术，他拥有更广博的关乎生命之道的知识。

大约在6世纪晚期，孙思邈出生于长安附近的华原。①不同于六朝时期的一些名医，孙思邈并非出身于医学世家，但他大概是在一个衣食无忧的环境中长大，因其父祖均为北朝不同品级的官员。②根据《备急千金要方》的序文，孙思邈主要通过自学掌握了医学知识。由于幼年多病，求医问药又所费不赀，孙思邈开始靠博览经典自学医术。20岁时，自觉已领悟基本的医道，他便开始给亲戚和邻里治病，由此获得行医经验，名声也很快传开。③

根据两《唐书》的列传所载，孙思邈似乎并不热衷于仕途。在其漫长的一生中，连着几个朝代的帝王都请其入朝为官，但他屡次辞谢不就。与之相应地，孙思邈的传记在这些正史中被放在"方技"或者"隐逸"中。④但是，在一个无心政治的世外高人的表象之下，他和朝廷有着千丝万缕的联系。658年，孙思邈应唐高宗之召任尚药局承务郎，为皇室药物的配制提供技术指导。因为朝廷编纂《新修本草》（见第四章）也正值此时，所以他们在撰写此书过程中可能请教过孙思邈。在

---

① 由于不同文献中的记载相互抵牾，孙思邈的确切生年至今尚有争议。一条新证据，即孙思邈之子孙行的墓志，表明孙思邈有可能出生于6世纪晚期。由于孙思邈卒于682年，再者其著作强调如何延年益寿，他是一位百岁人瑞这一点是有可能的。见胡明曌：《从新出孙行墓志探析药王生卒年》，第406—410页。

② 《大唐西市博物馆藏墓志》，第326—327页。

③ 孙思邈：《孙真人千金方》卷1，第1—2页。

④ 孙思邈：《孙真人千金方》卷1，第1—2页；刘昫等：《旧唐书》卷191，第5094—5097页；欧阳修等：《新唐书》卷196，第5596—5598页；Sivin, *Chinese Alchemy*, 81–144。

居留京城期间，他交游广泛，为朝廷官员治病，并与钦佩其智慧的文人结交。[①]根据近年发现的孙思邈之子孙行的墓志，孙思邈“身居魏阙之下，志逸沧海之隅”，这种对比勾勒出了孙思邈的这样一种形象：他出入于公域与私域之间，和政治势力相周旋，以提高自己作为大医的声望，并不断精进医术。[②]

此外，孙思邈也熟谙道释之说，对养生之道尤为感兴趣，曾隐居京城附近的太白山两年，学习如何益气补身。他对炼丹术也深有研习并付诸实践。孙思邈通过博览佛经、与高僧交往积累佛学知识，他还从高僧那里获得了一些独特的药方，并学会了服水法。[③]佛教对其医学伦理的影响也是显而易见的：他认为无论病人高低贵贱，都应该对他们心怀悲悯，这与众生平等的佛教教义相契合。此种精神在孙思邈的方书中也很明显，他在书中分别为出身高贵或低贱的病人提供使用昂贵或普通药材的不同医方。[④]

晚年孙思邈编撰了两部方书：7世纪50年代的《备急千金要方》和80年代的《千金翼方》。后者在他仙逝不久前完成，内容更驳杂，包含了各式疗法，如辟谷、炼丹、咒禁。可能因为已经年迈，他还纳入许多延年益寿的方子。[⑤]不同于朝廷敕修的《新修本草》，孙氏的两部方书没有留下国家直接介入的痕迹。然而，鉴于他与朝廷关系密切，可以想

---

① 王溥：《唐会要》卷82，第1523—1524页。

② 《大唐西市博物馆藏墓志》，第326—327页。关于孙思邈和朝廷的关系，见陈昊：《身分叙事与知识表述之间的医者之意》，第162—193页。

③ “服水”是通过复杂的仪式来饮水的一种断食方法。唐代的不少佛道高人都采用服水法来延年益寿、成佛登仙。见范家伟：《中古时期的医者与病者》，第113—133页。

④ 关于孙思邈与道教和佛教的联系，见坂出祥伸：『中國思想研究』，第246—282頁。关于孙思邈的炼丹术，见Sivin, *Chinese Alchemy*。

⑤ 孙思邈：《千金翼方》。

见他能够看到皇室图书馆的藏书，以利于其编纂方书。这种密切性在其《千金翼方》中尤为显著，他在此书中大段抄录了《新修本草》对药物的描述，唐政府规范的药物知识因此被孙思邈纳入其医学著作。①

《备急千金要方》共30卷。②第一卷提供了一般的治疗准则，包括诊候、处方和药物的合和。后面诸卷按疾病类型编排，每卷卷首均为孙氏对疾病的理论探讨，详述病因、病候和疾病在体内的变化。随后则为大量的治病药方，末尾还有一些灸法。该书总计有4 200多首药方，孙思邈在序中解释了他编纂此书的目的：

> 吾见诸方，部秩浩荡，忽遇仓卒，求捡至难，比得方讫，疾已不救矣。呜呼！痛夭枉之幽厄，惜堕学之昏愚，乃博采群经，删截繁重，务在简易，以为《备急千金要方》一部，凡三十卷。③

孙思邈深知查阅卷帙浩繁的大部头之难，因此从之前的医著中选择紧急情况下可以使用的“要方”。这一准则彰显了该书的实用取向：其编撰目的不是展示作者的博学，而是治病疗疾。该书书名也表明了这样的态度，孙氏认为“人命至重，有贵千金，一方济之，德逾于

---

① 孙思邈：《千金翼方》卷2—4，第14—58页。

② 唐本的《备急千金要方》失传已久，目前最早的全本《备急千金要方》是11世纪刊印的宋本。该书的另一个本子（即《孙真人千金方》）存20卷，18世纪末由藏书家黄丕烈发现，被认为保留了更多唐本的特色，宋代编辑的痕迹较少。我对《备急千金要方》卷1—5、11—15、21—30的研究以该本为据，卷6—10、16—20的研究则根据宋本。此外，我也参考了14世纪日本的一个抄本（即《真本千金方》），它仅存卷1，保留着唐代该书的一些特色。见冈西为人：《宋以前医籍考》，第795—835页。

③ 此序言依据《真本千金方》，见孙思邈：《孙真人千金方》卷1，第613页。

此”。[①]在这点上，孙思邈行道不孤。从两《唐书》中的书目可以看到，唐代有许多医者和士人编撰的方书书名包含“备急”二字。因此，编著易于使用的方书以便医治急病，在当时是一个普遍现象。[②]

虽然孙思邈强调其书的实用价值，但他同时也重视医学理论。他在每卷卷首都以固定的“论曰”开头，解释疾病的性质与症候，这很可能是孙思邈自己的观点。诸如此类的讨论通常被放在阴阳、五行和气的理论框架中，它将疾病描述为一个与外界环境相关联的动态过程。[③]孙思邈也经常借助权威的声音来支持自己的主张，其中古代一位半神半人的医者扁鹊的话出现次数最多——孙氏引用了30多次。[④]其他出现在“论曰”中的还有古代医家张仲景、王叔和、华佗的见解，以及汉代经典《神农本草经》和《黄帝内经》中的话。有时孙思邈也援引更近的著作，如5世纪的《小品方》。[⑤]显然，孙思邈对疾病的理解非常倚重医学经典中的智慧。

但是，孙思邈没有解释如何将具体的药方纳入这个理论框架。他的确在卷1专辟一节来介绍处方的基本原则，但他的讨论简短且宽泛，主要依据《神农本草经》。例如，他提出了疗寒以热药，疗热以寒药。[⑥]但该原则过于粗略，无法解释书中许多包含多种药物的复杂方剂的用药原理。而且，出于实用的目的，孙氏也收录了大量单方，它们使用像

---

① 孙思邈：《孙真人千金方》卷1，第613—614页。

② 范家伟：《大医精诚》，第167页。

③ 对于这个理论体系的解释，见Sivin, *Traditional Medicine in Contemporary China*, 43–80。

④ 关于中国医学史上扁鹊形象的塑造，见Brown, *Art of Medicine in Early China*, 41–62。

⑤ 孙思邈：《孙真人千金方》卷5，第122页；卷15，第286页；卷21，第298页；卷22，第332—338页；卷23，第350、369页。孙思邈很重视这些古人的著作，在序中明确指出他相信这些名医掌握了真正的源自远古的医学知识。

⑥ 孙思邈：《孙真人千金方》卷1，第9—10页。

尘土、食品、粪便这样的日常之物来治疗急症。[①]这样的疗法很难用经典文本中的理论体系来解释，孙氏也没有作这样的努力。因此，尽管孙思邈重视先贤所传的医理，其丰富而兼收并蓄的医方在很大程度上是与经典理论脱钩的。

孙思邈的这本书为谁而写？他反复用“学者”这个通称称呼其读者。具体而言，他在序中说该书“未可传之于士族，庶以贻诰于私门”。[②]这些“士族”可能指世代行医、声名显赫的大家望族，或者是对医学感兴趣，会和圈中人交流医学知识的士大夫。考虑到孙思邈出身卑微，他声称要将其书留存于私门——无论是他的家人或弟子——这个说法有可能是一种策略，以便抬高其著作的价值，使其在与士族医者的竞争中胜出。传于私门的想法并不新鲜——这一现象可以追溯至汉代，那时医学知识经常通过神秘而仪式化的方式由师父传授给徒弟。[③]事实上，孙著中的许多医方，尤其是那些声称有效者，都以“秘之”“不传”“千金不传”等话收尾。[④]虽然我们难以断定它们是孙思邈的原话，还是抄自以前的文献，但此类用语经常出现在他收集的医方里，暗示孙思邈有意限制它们的流传。

话虽如此，孙思邈对朝廷却并无保留。他在述及其个人经历的若干医案中都自称“臣”，暗指在与君王对话。因为孙思邈和朝廷关系紧密，他在编撰这部方书时也许会考虑到皇帝是其可能的读者。这一意图不

---

① 这一点在卷26中最为显著。该卷共收录400多首医方，其中大多数医方只用一种药物来治疗急性病，如猝死、中蛇毒、殴击和火烧引起的损伤等。颇能说明问题的是，孙思邈在此卷里没有给出任何理论讨论。

② 孙思邈：《孙真人千金方》卷1，第614页。

③ 李建民：《旅行者的史学》，第39—54页。

④ 孙思邈：《孙真人千金方》卷3，第83、86页；卷11，第164页；卷13，第223页。

一定和他所强调的私门传承相冲突，因为该书的价值恰恰在于最有权力的人们才能使用它。虽然这部著作没有被选为国家医学教育用书，但是它在唐代官方的孙思邈传记和政府所录的书目中都获得了认可。①

## 《备急千金要方》中的“验”方

除了每卷卷首的医理论说，孙思邈列出了大量治疗各卷所论疾病的医方。每个医方的书写大体遵循固定的模式：先写出医方名，它通常包含此医方所治疾病的典型症状；然后列出医方中的所用药物，以及每种药物的用量；最后是建议如何配制与服用此方。有时，医方的结尾提到了方子的效验。孙氏书中医方的繁简程度有很大差异，简单的只有一味药，复杂的用到了多达64味药。几乎所有属于前一类的医方都是外用，治疗疮疡、肿胀和外伤。相比之下，后一类医方常常被视为万灵药，用来根治顽疾，恢复身体的活力。②下面我以具体一方为例来展示孙氏书写医方的特色，这是一个治疗妇科病以有助于怀孕的方剂：

> 疗月水不利闭塞，绝产十八年，服此药二十八日有子，金城太守白微丸方③
>
> 白微五两 人参 杜衡 牡蒙各三分 牛膝二分 细辛五两 厚朴 半夏各三分 沙参二分 干姜二分 白僵蚕三分 秦胶二分 蜀椒六分 当归三分 附子六分 防风六分 紫苑三分④

① 刘昫等：《旧唐书》卷191，第5096页；欧阳修等：《新唐书》卷59，第1571页。

② 孙思邈：《孙真人千金方》卷12，第199—211页；卷23，第345—377页。

③ 此医方中明确提及“绝产十八年”，暗示这样的信息来自具体的医案。

④ 唐代的一两约等于现在的40克，一分为四分之一两，即约等于10克。见郭正忠：《三至十四世纪中国的权衡度量》，第169、191页。

右件一十七味蜜和丸，先食饮服梧子大三丸，不知，稍增至四五丸。此药不长服，将觉有妊则止用，大验。[①]

该医方用了17味药来治疗月经不调，其成分主要是草药。其中三种草药有毒（半夏、蜀椒、附子），所以孙思邈建议病人应当逐渐增加剂量，直至她感觉到药物的效力，这说明了身体感受在衡量疗效中的重要性。[②]他也告诫病人不可长期服用此药，大概是因为里面用到了毒药。换言之，猛烈的药物必须谨慎使用。

孙思邈从哪里获得医方？上面这个方子系名“金城太守”，金城是西北地区的一个郡（今甘肃兰州），始置于西汉。我们不清楚这位太守是和孙思邈同时代，还是生活在很久以前。如果是后一种情况，那么孙氏很可能是从先前的文献里抄录了这则医方。[③]但是，孙氏著作中很少指出医方的创始人，对于大多数医方，他只是写下其内容，不提来源。这一点和书中的理论部分形成了鲜明的对照，他在那个部分频繁引述古人的话来为自己的言说张目。由于孙著收载了大量医方，其中的大多数很可能是他从其他医书中抄录来的，这一点他在序言已经指明。不过，其书不提医方的来源，暗示他将治疗的实用价值置于面向学者的知识积累之上。

孙思邈收载医方的标准是什么？在少小婴孺卷的“序例”中，他首先揭示了显赫的东海徐氏家族医方的不足之处，展现其对贵族医学

---

① 孙思邈：《孙真人千金方》卷2，第28页。

② 虽然该医方没有指明这些身体反应是什么，但有其他一些医书指出，附子能让人麻木、眩晕。见《金匮要略》第2篇，第70页。

③ 孙思邈在书中将另一个医方系名“北地太守”，他说此太守是东汉时人。见孙思邈：《孙真人千金方》卷25，第422页。

的批评态度。接着他提出编纂这本方书的两条基本原则:“博撰诸家及自经用有效者。”[①]一方面,孙思邈的著作是兼收并蓄的,其编纂以广泛翻阅文献为基础,不拘泥于一家之言;另一方面,孙思邈强调个人经验在证实其医方效验上的重要性。在讨论热痢方时,他声称古今痢方有千万,所以他不能全部收录,而只能取其中有效者七八个而已。[②]因此,疗效是孙思邈选取医方的关键标准。

然而,我们不能急于把一个医方所称的效验和孙思邈个人的医疗实践联系在一起。在上文例举的医方中,“大验”一词出现在最后,称赞此方的疗效。我们对这个词应如何理解?在整部《备急千金要方》中,我们发现许多医方的末尾有类似的措辞,它们几乎都包含“验”“效”“良”等说明效验的字,孙氏用得最多的一些词语是“神验”“神良”“甚良”“有效”。其他一些说法虽然不含“验”字,但意思相似,如“万不失一”“如汤沃雪”。[③]这些“效验用语”简短、笼统、模式化,与其说它们是医方付诸实践的证据,不如说它们是自夸的修辞。[④]从方书的书名中更多地出现“效”“验”等字可以看出,六朝时期的方书已密切关注效验问题。在这些早期的方书中,一些医方的末尾已经出现这种“效验用语”,它们无疑也发挥了类似的修辞作用。[⑤]孙思邈很有可能把以前的这些医方,包括方末的“效验用语”,吸收到

---

① 孙思邈:《孙真人千金方》卷5,第116页。

② 孙思邈:《孙真人千金方》卷15,第280页。

③ 这些用语的一些具体例子详见孙思邈:《孙真人千金方》卷2,第46页;卷3,第74、88页;卷4,第107页;卷11,第169、185页;卷21,第318页;卷24,第391页;卷26,第459页。

④ “效验用语”(efficacy phrases)一词由医学史学者克莱尔·琼斯(Claire Jones)创造。她在对中世纪英国医学手稿的研究中发现许多医方的末尾有这类短语,认为它们传达的是权威或大众的声音,而不是经验知识。见Jones, “Formula and Formulation,” 199–209。

⑤ 例见陈延之:《小品方》;姚僧垣:《集验方》。

他的书里。也就是说，这类用语并非表达孙氏本人的意见，与他的医学实践也没有必然联系，“效验”仅是抄写的产物。

## 《备急千金要方》中的医案

《备急千金要方》最突出的特色是夹杂在医方里的医案。之前的方书并无医案，这是中国医学书写史上的新现象。仔细考察这25则医案可以揭示效验的历史意涵，以及个人经验在医学知识生成中的作用。[①]

一般情况下，每则医案都出现在医方的末尾，孙思邈在医案中用一个具体的案例来证实其医方的疗效。这些医案包括下列所有或一些元素：时间、地点、医者和病人的身份、诊断、处方、疗效。虽然大多数这些叙述都基于孙氏自己的经历，但也并非总是如此。例如，孙思邈在述及治“蛟龙病”时写道，在隋开皇六年（586）的二月八日，有人因吃芹菜而得蛟龙病，症状与名为“瘨”的腹胀病类似，其人面色青黄。服用三升寒食和强力的饴糖后，病人吐出有两头一尾的蛟龙，大验。[②]该案例旨在证实简单的食物疗法可以驱除体内的致病之物。[③]值得注意的是，孙思邈没有指明病人是谁，只是用了一个笼统的“有人”指代此人，这暗示孙氏没有直接经历他所描述的这件事。他可能是从别人那里听说了此事，并将其写入书中，以证实医方的灵验。因此，效验可能指向由口耳相传支撑起来的与切身经历无关的知识。

---

① 对《备急千金要方》中一些医案的英文翻译与简要分析，见Sivin, “Seventh-Century Chinese Medical Case History,” 267–273。

② 孙思邈：《孙真人千金方》卷11，第180页。

③ “蛟龙病”是人吃了芹菜后腹部形成凝块的疾病。见《诸病源候论校注》卷19，第585页。

但是,《备急千金要方》中的大多数医案(25则中的21则)清楚地显示了孙思邈的亲身经历,其中他为别人治病的医案有11则,医治自己的有10则。在前一类医案中,他指明病人身份的医案有3则,包括两名地方显贵和一名女尼。①孙思邈笔下的病人大多没有自己的声音——他们被描述为被动的治疗接受者。偶尔开口说话,他们的看法也是错的,经常导致严重的后果。在一则医案中,孙思邈认为病人得了脚气病,但这个病人不相信他的诊断,因为他没有看到自己有脚肿的症状,结果这个误判使他丧命。在另一则医案中,有个病人因服石而病倒,千方百计自我施治后仍一命呜呼。孙思邈在暗示其读者,没有良医处方,病人从顽疾中活下来的机会是渺茫的。②

孙思邈以这样的良医自诩,强调自己经验丰富,借此夸耀自己医术高明。例如,他在一则医案中指出,他治疗过100多个"大风"恶疾患者。③在孙思邈的25个医案中,有13个点明了治疗的时间,有一些甚至具体到某一日。孙氏本人介入的医案都集中在605—643年之间,这也正是他一生中的黄金年华,意味着这些医案是基于他自身经历,而不是抄录自之前的医学文献。至于行医的地点,虽然孙思邈大半生都在京畿地区度过,但他也到过江州(在今江西)、蜀县(今四川成都)和内江(在今四川),分别在那些地方为一位王爷治病、炼丹以及医治自己的皮疹。④

---

① 《备急千金要方校释》卷7,第280页;卷20,第711页。孙思邈:《孙真人千金方》卷21,第313页。

② 《备急千金要方校释》卷7,第271页;孙思邈:《孙真人千金方》卷21,第297—298页。在明清的医案中,病人有更大的发言权,可以和医生协商治疗方案。见涂丰恩:《救命》;Bian[边和],"Documenting Medications," 103–123。类似的现象也出现在早期近代的欧洲,见Pomata, *Contracting a Cure*。

③ 孙思邈:《孙真人千金方》卷24,第401—402页。"大风"指一种症状与麻风病相似的重病,见梁其姿:《麻风》,第22—71页。

④ 《备急千金要方校释》卷7,第280页。孙思邈:《孙真人千金方》卷12,第211页;卷23,第365页。

最后一个面向，即给自己治病，值得我们注意。孙思邈经常在自己身上试药，并以此种经历作为医方有效的有力证据，这类例子在书中一再出现（25个医案中有10个）。孙思邈对自医的叙述多种多样。在一些紧急情况下，他用有效的医方挽救了自己的生命。例如，唐贞观十七年（643）三月八日，他在内江县时得了一种名为“丹毒”的疾病，这是一种皮肤呈深红色的皮疹。他的额角首先长出疹子，很快疹子长满全身，使他几乎丧命。县令给了他各种药，但无一有效。七天后，孙思邈试着把捣成糊状的芸薹菜涂在身上，结果就把自己治愈了。因此，他把该医方记录下来，使其广为人知。用简易的疗法化险为夷，这无疑证实了医方的价值。[①]

此外，孙思邈所叙述的医案通常建立在反复试验的基础上，一个很能说明问题的例子是他用苍耳膏治疗“丁肿”的方子。“丁肿”是一种状若丁香的溃疡性肿块，而苍耳是一种有小毒的植物，早在《神农本草经》里就已出现，该书认为苍耳子能消除头痛及四肢挛痛、强志轻身。《新修本草》的作者们认为此药还有更多的用途，包括治疗大风癫痫、毒在骨髓以及各种毒螫。[②]虽然苍耳的药用价值在唐代已被认可，但孙思邈用它来治疗丁肿却是新奇之举。具体而言，他建议使用者将苍耳的根、茎、苗烧成灰，和醋相混，涂抹在肿块上，干了之后再用新鲜的膏替换，重复多次直到最后将肿根拔出。此药堪称“神良”。孙思邈接着说，贞观四年（630）他的口角上突然生丁肿，于是他去拜访一位名叫甘子振的人，甘子振的母亲给他一剂贴药，但并未见效。[③]然后他试着涂上苍耳膏，结

---

① 孙思邈：《孙真人千金方》卷23，第365页。

② 苏敬等：《新修本草》卷8，第222—223页。

③ 甘子振可能是一名朝廷医生，他还出现在孙思邈的另一则医案中（详见我后面的讨论）。

果立刻好了。后来他经常为病人配制此药，无不药到病除。他断言，丁肿方有千首，但均不及此方，即便是齐州（今山东济南）荣姥方也比不上它。[①]通过将苍耳膏的效验和另一个方子的无效作对照，孙思邈强调了在寻找适切疗法的过程中反复试验的重要性。他最后特别指出的齐州荣姥方大概是当时的知名医方，它要用到六味药，配制的过程复杂而耗时。相比之下，苍耳膏简单有效，无怪乎成为孙思邈治疗丁肿的首选。[②]

何种疾病出现在孙思邈的医案里？虽然医案遍布于孙著的30卷中，但它们在治疗两类疾病的医方里最为集中：风病，尤其是脚气病（卷7、卷8）；丁肿痈疽（卷23）。第一组的5则医案涉及危及生命、需要立即处理的紧急情况；第二组的4则医案涉及有明显外部特征的疾病。成功治好这两类疾病可以产生直接、明确的结果——病人活了下来，或溃疡消失了，这清楚地展示了药方的疗效。

值得注意的是，孙思邈经常在其医案中以毒为药。在采用药物疗法的20则医案中，有12则使用了有毒的植物、矿物和动物药，包括附子、半夏、巴豆、雌黄、牛黄。这些药物经常被用来治疗严重和顽固的疾病，如热毒痢、蛊毒。[③]孙思邈还去蜀县寻找最好的炼丹材料。他深知炼丹所需的一个关键原料雄黄（一种砷化合物）的危险性，因此告诫说在用它炼丹之前一定要先去其毒。[④]

---

① 孙思邈：《孙真人千金方》卷23，第349页。

② 孙思邈在该书同一卷的另一处给出了齐州荣姥方的配制方法（孙思邈：《孙真人千金方》卷23，第347页）。值得注意的是，这首医方和甘子振的医方都和老妇人有关，暗示了她们可能在家庭空间参与药物配制。见李贞德：《女人的中国医疗史》，第305—348页。

③ 孙思邈：《孙真人千金方》卷15，第284页；卷25，第422页。

④ 孙思邈：《孙真人千金方》卷12，第211页。关于中国炼丹术对于减除有毒矿物质的毒性的讨论，详见第七章。

孙氏医方中开得最频繁的有毒药物是附子，它被认为对治疗霍乱特别有效，这是一种饮食不当使得清浊二气纠缠在肠胃之间而导致的急性病。[①]在一则医案中，孙思邈建议病人服用一种由10味草药制成的药丸，其中包括有大毒的虎掌和附子，以治疗霍乱并防止其复发。这些药材要磨成粉，做成梧子大小的蜜丸，一日三次，每次用酒吞服20丸。然后孙思邈讲述了以下故事：

> 武德[618—626]中，有德行尼名净明，患此已久，或一月一发，或一月再发，发即至死。时在朝大医蒋、许、甘、巢之徒，亦不能识。余以霍乱治之，处此方得愈，故疏而记之。[②]

这个故事强调了孙思邈正确诊断病人的能力。耐人寻味的是，他把自己的高明医术和在朝大医的拙劣医术作了对比，后者身居高位，却不识此病。这些大医中有多人来自士族出身的医学世家，在唐早期跻身国家医学机构。[③]虽然孙思邈在京城期间经常与他们交往（孙思邈曾向前面提到过的甘子振求医问药，他可能就是这个故事中的甘姓在朝大医），但他并不属于这个社会精英群体。他对他们的医术常持批评态度，把他们称作"愚医""粗医""拙医"。[④]此种轻蔑的语气暗示当时不同社会地位的医者之间关系紧张。通过指明出身高贵但医术低劣的同行的错误，孙思邈试图在世袭医学和宫廷医学之外开辟出一片新

① 《备急千金要方校释》卷20，第706—708页；《诸病源候论校注》卷22，第648—651页。

② 《备急千金要方校释》卷20，第711页。

③ 陈昊：《身分叙事与知识表述之间的医者之意》，第131—140页。

④ 孙思邈：《孙真人千金方》卷24，第388页；卷25，第420、423页。

天地，用来自其亲身医学实践的证据抬高自己的医者声望。

这些治愈了自己或其他病人的医案，表明孙思邈熟谙病候和据以开药处方的医学理论之间的关系。但是在其他几则医案中，他承认自己对一些疗法如何发挥作用的认识是有限的，这把我们带回到本章开头的那一幕。在“治万病诸方”中，孙思邈说芫花散“治一切风冷痰饮，症癖痎疟，万医所不治者皆治之”。①用大量篇幅解释完这一万灵药的各种配制与服用方法后，孙思邈坦陈，他没有在他所读过的任何一本书中看到此方，而是30年前得之于静智道人。②当时的名医都不建议使用这种奇怪的药物，但是用过后孙思邈发现它“极有神验”，这引发了他的进一步思考：

> 其用药殊不备次，将服饮节度，大不近人情，至于救急，其验特异，方知神物效灵，不拘常制，至理关感，智不能知。亦犹龙吟云起，虎啸风生，此其不知所以然，虽圣人莫之辨也。③

这段话中最引人注意的地方是，孙思邈毫不讳言他对芫花散的药理“不知所以然”。他宣称，甚至圣人也不能通晓其至理。这一评论与他在每卷卷首的理论探讨形成了鲜明的对比，因为他在“论曰”中非常仰仗先圣的智慧。但是，此处他的观点更开放：世间有些事物的运作方式是人类智识无法理解的，然而只要它们能救急，他没有理由

---

① 关于中国传统医学中“痰”的概念及其与印度的联系，见Köhle, “Confluence of Humors,” 465–493。

② 关于这位僧人的身份，见范家伟：《中古时期的医者与病者》，第127—128页。

③ 孙思邈：《孙真人千金方》卷12，第202页。

不把它们收录在自己的方书里。[①]这种务实的态度不仅仅是和复杂的大医方相关联。在另一则医案中，孙思邈试着用几种方法治疗他得的一种由蠼螋尿人影引发的疮病，但徒劳无功，于是他采用别人教他的一种不同寻常的方法：在地上画出蠼螋的形状，用刀子取其腹部的土，与唾液混合成泥后涂到疮上。这一简易的疗法很快就把他治好了，虽然他承认“天下万物相感，莫晓其由矣”。[②]尽管不知原理，但他因其不可否认的疗效而珍视此方。对孙思邈而言，经验知识胜过理论学说。

孙思邈所记医案的实用取向也体现于他如何治疗不同社会地位的患者。很可能是因为受佛教的影响，孙思邈秉持众生平等的精神，不问病人“贵贱贫富，长幼妍蚩，怨亲善友，华夷愚智”。[③]这一伦理准则要求医家医治病人时不考虑其社会地位，但这不等于说千人一方。例如，在讨论“冷痢”的治疗时，孙思邈为贵族人士提供了两个能恢复脾脏活力的医方。[④]第一个名为“温脾汤”，它是冷热皆治的方子，用大黄、桂心、附子、干姜、人参攻下冷积。第二个“建脾丸”，专治冷痢，内有15味药，包括钟乳、黄连、人参、干姜、桂心、附子，旨在滋补脾脏。但是，孙思邈也指出，贫者难以备齐全部药材，可能是由于其中某些药材价格较高。[⑤]而且，这两个药方需搭配使用以达到最佳治疗效果：第一方消

---

① 这种世界观，即认为最高的原则或“道”是玄妙莫测的，可以上溯至先秦的哲学著作《老子》与《庄子》。见Sivin, “On the Limits of Empirical Knowledge,” 165−189。

② 孙思邈：《孙真人千金方》卷26，第447页。

③ 孙思邈：《孙真人千金方》卷1，第3页。

④ 中国传统医学认为脾和胃关系密切，脾气有助于胃里谷物的消化。因此，为了治愈痢疾就必须解决问题的根源，即脾功能的失调。见《诸病源候论校注》卷17，第522页。

⑤ 在书中另一处，孙思邈提到当时姜、桂、人参都不便宜，难以获得。见《备急千金要方校释》卷10，第365页。

除疾病，第二方滋养身体，恢复气力。后者需要病人休息充分，饮食得当——这是一种和贵族悠闲的生活方式相匹配的疗法。不仅金钱，时间也是贫者不见得拥有的奢侈品。①

反过来孙思邈也认为某些疗法并不适合贵族。他在一个治疗痈肿的药方中建议将一枚鸡蛋和新鲜的人屎搅和成糊，微火熬后捏成饼子贴在肿处。他评论道："此方秽恶，不可施之贵胜，然其愈疾，一切诸方皆不及之。"相比之下，其他诸方不过按常规配药而已，因此世人应当知晓这一独特的疗法，以备急用。②孙思邈认为某些日常物质——这里指人粪——对上层人士来说过于污秽，但普通百姓却可以接受。也就是说，药是具有社会性的物质。③然而，尽管该药方的成分不同寻常，其功效却毋庸置疑。孙思邈明示，和更符合常规却不见得有效的传统药方相比，他更看重实用性，而不是墨守成规。

## 小结

孙思邈的《备急千金要方》如何告诉我们唐代中国文本与经验的关系？由于该书收载医方逾4000首，所以难以想象孙思邈曾亲身试验所有方子。更有可能的是，他遵循了从古今医书中抄录医方的悠久传统，虽然他很少指明这些医书的名字。孙著中的"效验用语"刻板而笼统，它们的频繁出现暗示此类抄写不过是炫耀医方的夸词，而非与行医实践直接挂钩。话虽如此，孙思邈的著作不仅仅是传抄的产物，它也揭示了经验知识的一些重要面向。尤其是书中的25则医案具体而详细，

---

① 孙思邈：《孙真人千金方》卷15，第287—288页。

② 孙思邈：《孙真人千金方》卷23，第357—358页。

③ 关于粪便在中国传统医学中的运用，见Despeux, "Chinese Medicinal Excrement," 139–169。

凸显了个人经验在衡量医方效果中的价值。虽然孙思邈重视医学理论和古代权威的见解，但他也清楚它们的局限性，并基于自己的经验优先考虑疗效，即便医方的用药逻辑超出他的理解范围。不可否认，和明清专门的医案著作相比，孙著中零散的医案书写规模并不算大，但是作为中国历史上第一部包含了医案的方书，它展示了用基于实践的知识来验证疗效的萌芽意识。

要进一步理解中国医学写作的这一新特点，我们有必要把孙思邈的著作置于两类医书的演变中来看，这两类书都带有实用的倾向。第一类为方书，它在汉代就已出现，之后持续盛行于整个帝制中国。第二类是医案，它零星地出现在早期的文献中，但直到16世纪才作为一个独立的文本类型蓬勃发展。有趣的是，在同一时期的欧洲，医案（*observatio*）也大量涌现，导致了一种新的“认知类型”（epistemic genre）的兴起。这个概念最早由医学史学者吉安娜·波马塔（Gianna Pomata）提出，它指一种以直接观察和一手经验为基础生成知识的认知过程。[①] 这一比较视野启发了我们对《备急千金要方》的解读。与注书的文本类型（譬如本草书照搬古代经典的体例与内容）不同，方书更兼收并蓄、灵活、开放，吸纳了来自各种文献和不同社会阶层的医方。孙思邈将医案插入医方的创举，类似于中世纪晚期欧洲出现的实验文本（*experimenta*），进一步增强了方书的实用导向。[②] 孙氏用这些医案展示其医方的效验，由此推动了一种根植于个人经验的知识生产新模式。[③]

---

① Pomata, “Medical Case Narrative,” 1–23; Pomata, “Medical Case Narrative in Pre-Modern Europe and China,” 15–46.

② McVaugh, “*Experimenta* of Arnold of Villanova,” 107–118.

③ 这种认知取向在宋代变得更加明显，宋代士大夫将个人的经验知识（包括医疗经验）融入他们的著述中。见Zuo［左娅］, *Shen Gua's Empiricism*; Chen, *Good Formulas*。

最后有必要指出，在方书这类医书中，不同文本显示了微妙的认知差异。例如，8世纪的《外台秘要》也收录了大量医方，但是不同于《备急千金要方》，该书指明了其6000多首医方中每一首的出处，其中有许多正是抄自孙思邈的著作，而且此书并不记录作者本人的经验。此书的作者王焘是一名对医学有浓厚兴趣的士大夫，但他除了给自己治病，很可能并无行医经验。从书名可以看出，他为编纂这部方书遍览了皇家图书馆的医籍，这与孙思邈所强调的其医方用以救急的实际考量形成鲜明对照。[①]因此，唐代士大夫生产医学知识和书写其经验的方式和孙思邈这样的医家有关，却又不同。这两类人经常交换医疗知识，有时还就某些医方如何正确使用而展开争论。他们之间这种活跃的互动，生动地体现于对中古中国最具争议性的药物之一"五石散"的激烈讨论。而五石散，正是本书下一章的主题。

---

① 王焘:《外台秘要方》卷1，第3—6页；范家伟:《中古时期的医者与病者》，第153—185页。

# 第三部分

# 强身与厚生

# 第六章　诱人的刺激物

大散由来是难将之药。

——《小品方》[1]

7世纪的《南史》记载了一则医者用独特的方法救治病人的故事：南齐将军房伯玉吃了十余剂某种药来强身，未能见效却身体发冷，夏天也需穿厚衣服。医者徐嗣伯诊断后，认为将军患有“伏热”之症，须于冬天用水散热。待到十一月份，徐嗣伯令二人把将军解衣按坐在一块石头上，取二十斛冷水从头往下浇。眼见将军失去知觉，其家人恳求徐嗣伯停止这种残忍的疗法，他却坚持给口噤气绝的病人再浇百斛冷水。最后，病人竟开始动弹，热气从背部升起。不一会儿他就坐了起来，抱怨体内燥热难耐，索要冷水。冷水下肚后，他的病就痊愈了。此后，房

① 陈延之：《小品方》卷9，第164—165页。

伯玉的身体恒久发热，冬日里只穿单衣即可，人也更肥壮。[①]

这个颇具戏剧性的故事揭示出房伯玉所服之药的独特之处：它会在体内产生巨大的热量。假如这种热一直潜伏于体内，就会出问题，如病人最初身体发冷，但只要散热得当——这正是徐氏用冷水刺激疗法的目的，热量就会发散，成为滋养身体的源泉。因此，服用此药的关键是谨慎地发散和控制其产生的热量，从而最大限度地发挥其益处。

房伯玉所服药物名为“五石散”，它得名于药中五种主要的石药成分，又名“大散”或“寒食散”，其中“寒食散”意指服用此药后必须进寒食以应对药所引发的热量。服食五石散在中古中国长盛不衰，从3世纪一直持续到晚唐。由于此药号称不仅能治病，而且能振奋身心，因此对文人特别有吸引力，他们把服用五石散作为一种忘却尘忧、标新立异的生活方式。当时的许多人称颂五石散的神力，但亦有许多人谴责它对身体的损伤——其症状包括疼痛难忍、恶疮溃疡、如癫似狂，乃至死亡——并提出了各种治疗方案。毋庸置疑的是，五石散在中古中国既饱受赞美又备受争议，使得当时的医者和士人就其医药价值、潜在的危险，尤其是如何合理使用此种强劲的刺激物展开了激烈的讨论。

从六朝至唐代，正史、医著和文学作品都曾大量描述五石散的弊端，促使现代学者尤其关注其对个人和社会造成的危害。这些学者认为，尽管五石散有治病的可能，但其危险的“副作用”远超其治愈力。从这一负面视角来看，它与毒药无异，所以常被用来和鸦片作比较。[②]

---

① 李延寿：《南史》卷32，第839—840页。故事中的医家徐嗣伯来自八代行医的名门望族东海徐氏。见范家伟，《中古时期的医者与病者》，第78—80页。

② 余嘉锡：《寒食散考》，第181—226页；Wagner, “Lebensstil und Drogen im Chinesischen Mittelalter,” 79-178。

然而，细读中国中古时期对五石散的讨论，我们会发现一个不同的故事：当时很多医家和士人热情洋溢地支持使用五石散，因其既能治病疗疾，又能养身厚生。他们完全注意到了五石散可能带来的苦痛，却没有归咎于药物自身的毒性，而是指向了发散此药热量的错误方法。首要的一点是，五石散极难驾驭，服食的方法或目的不当都会导致恶果，乃至死亡。安全服用此药的巨大困难引发了医家和士人的热议，这可能也是唐末五石散的吸引力最终消退的原因。

## 五石散的社会生命

五石散的盛行常被归功于曹魏名士何晏（？—249）。5世纪的《世说新语》记载，何晏曾云："服五石散，非唯治病，亦觉神明开朗。"[①] 对这一句的注释引5世纪的医家秦承祖言，称五石散之方虽出汉代，而用之者寡，何晏发现其神效后开始大行于世，吸引服食者无数。[②]

在中古中国，五石散有何独特的魅力？何晏生活在3世纪早期，当时社会动荡不安，汉室倾颓，三国鼎立。他在北方魏国的宫廷里长大，后又随侍于大将军曹爽，享有贵族的政治机遇与社会声望。然而，后世的文献并没有将何晏塑造为一个有德之人：他痴迷于自己的姿容，过着放荡不羁的生活。由此看来，五石散是他耽于声色的帮凶。[③]

何晏本人盛赞五石散能令人"神明开朗"，暗指其在智识上的追求。事实上，此君是魏晋玄学思潮的领军人物，他和另一位学者王弼重新审视

---

① 《世说新语笺疏》卷2，第74页；Mather, trans., *Shih-shuo Hsin-yü*, 37。

② 与此类似的关于五石散起源的故事也见于后来的医学著作。参见《诸病源候论校注》卷6，第177页；孙思邈：《孙真人千金方》卷25，第413页。

③ 陈寿：《三国志》卷9，第292页；《诸病源候论校注》卷6，第177页。

道家经典，提出了将古代哲学思想与当代政治治理相关联的崭新诠释。他们以"玄"为核心思想，将宇宙中一切现象和行为追溯至这个自发的、神秘的虚无。这些学者阐述无为与有为之间的辩证关系，强调效法自然的统治术，试图借此将自己的观点应用于国家推崇的儒家思想体系。[①]

玄学在3世纪的兴起与当时政治和社会格局的变化息息相关。随着汉朝的灭亡，儒家思想的正统地位大为削弱，其他处于边缘地位的哲学思想得以复兴和重塑。之后的三个世纪里，除了西晋时期短暂的统一外，南北政治分裂、战事频仍、社会混乱、死者无数。在此动荡的环境下，道家清静无为的思想自然为那些在严酷的现实中挣扎的人们提供了慰藉。然而，此种理念在政治中的实践终究有限。尽管何晏试图将其玄学思想应用于国家政策，但他因3世纪中叶一场残酷的宫廷斗争而被处死。在一个动荡不安的时代，他的努力终究是徒劳的。[②]

随后的数百年里，此种权力斗争成为常态，迫使玄学家们远离政事，过率性而为、无所萦怀、以修身养性为务的生活。竹林七贤就是其中的典型代表，其行为可谓标新立异，乃至怪诞。这些工诗擅文的士人回避政治，挑战社会规范，追随本心，崇尚自然，因其纵酒放歌、嘲笑丧礼、裸袒而行等惊世骇俗的行为而名扬天下。这是一个个人主义高涨的时代。[③]

了解这样的时代背景有助于我们更好地理解五石散的社会生命。20世纪早期，鲁迅在其常为人引述的一个演讲中讨论了魏晋文人的服

---

① 汤用彤：《魏晋玄学论稿》；Wagner, *Language, Ontology, and Political Philosophy in China*。

② 249年，曹爽因在魏国宫廷的权力斗争中失败而被杀，何晏也被处决。见陈寿：《三国志》卷9，第282—288页。

③ 《世说新语笺疏》卷23，第726—765页；Mather, trans., *Shih-shuo Hsin-yü*, 399–422；Yü［余英时］，"Individualism and the Neo-Taoist Movement in Wei-Chin China," 121–156。

散之风，指出当时社会名流的许多怪诞行为与他们经常服食五石散直接相关。他们裸行，是为了释放服散后产生的巨大热量；穿宽松的衣服和木屐，是为了避免擦到五石散引起的溃疡；他们经常情绪不稳——脾气暴躁、易怒，甚至癫狂，所有这些迹象都表明五石散对他们的神智造成了损伤。虽然鲁迅在谴责五石散时可能夸大了它的不良效果，但他的评论点明了五石散的社会生命之重要，这是它蔚然成风的原因。[①]

后世一些论者指责这些放浪形骸的人使得文化衰退、道德沦丧。在此视角下，这些论者经常将五石散与怪异行为相联系，强调服食此药是为了寻欢作乐。这些学者和医者对何晏的负面描述，既是对其个人不端行为的批评，又是对他所代表的文化潮流的谴责。[②]然而，我们进一步阅读文献就会发现，大多数关于五石散的探讨都集中在它的医疗用途上。例如，西晋的学者嵇含（263—306）在其《寒食散赋》中大赞五石散之功，称它治好了幼子的吐下之急症。他在其他方剂无效之后给孩子服用了五石散，结果它"起孩孺于重困，还精爽于既继"。[③]东晋书圣王羲之也服五石散治疗顽疾，但它对其身体的影响更具两面性。在写给亲友的书信中，王羲之描述了自己服用此药的经历：有时它显著改善了症状，有时它释放的热量让他疼痛烦恼。这些书信也揭示，除了王羲之本人，他的亲友也用五石散治病。他们在尺牍往来中交流经验，试图找出用这种猛药来缓解病痛的最佳方法。[④]

---

① 鲁迅：《魏晋风度及文章与药及酒之关系》，第486—507页。另见Wagner, "Lebensstil und Drogen im Chinesischen Mittelalter," 118-135。

② 《诸病源候论校注》卷6，第177页；孙思邈：《孙真人千金方》卷25，第413页。

③ 欧阳询：《艺文类聚》卷75，第1292页。

④ 严可均：《全晋文》卷22—26，第1580—1611页；余嘉锡：《寒食散考》，第194—198页；Richter and Chace, "Trouble with Wang Xizhi," 86-88。

除了治病疗疾，五石散还有更大的魅力，那就是强身健体、延年益寿。例如，王羲之写道，他服用了友人赠送的五色石膏散后，觉得“身轻，行动如飞也”。[①]前面提到的医家秦承祖盛赞寒食之药为“制作之英华，群方之领袖”。他说，虽然此药不能使人“腾云飞骨，练筋易髓”，但若论“辅生养寿”，它首屈一指。[②]与其同时代的僧人慧义更明确表示：“五石散者，上药之流也。良可以延期养命，调和性理，岂直治病而已哉？”[③]值得注意的是，在六朝时期，若干佛教僧侣皆服用五石散，抑或记述它的正确用法，这可能是因为他们被五石散号称能净心养命的神效所吸引。[④]

然而，无时不在的危险始终与五石散的诱惑力共存。西晋学者和医书编纂者皇甫谧列举了时人服食五石散后的惨状：东海的王良夫，背上长了痈疮；陇西的辛长绪，脊背上的肉溃烂；蜀郡的赵公烈，死了六名亲戚；就连皇甫谧自己的族弟也舌缩入喉。可见服食五石散酿成的悲剧很普遍。[⑤]

五石散除了造成身体上的苦痛，还能损害人的心智。409年，北魏道武帝因病开始服用此药，结果很快变得忧懑不安、喜怒无常，有时独语不止，有时数日不食。他迁怒于臣下，开始滥杀。五石散最终断送了他的性命：他的一个儿子为了保护母亲免遭其毒手，奋起弑杀了自己

---

① 佐藤利行：「王羲之と五石散」，第1—13頁。

② 丹波康赖：《医心方》卷19，第394页。前一个目标暗指炼制、服食丹药以求得道成仙。这两个目标，即“辅生养寿”与“腾云飞骨，练筋易髓”，涉及相关联却又不同的实践。陶弘景认同秦氏的观点，也将五石散归入“世方”，而非“仙方”。见陶弘景：《本草经集注》卷1，第11页。

③ 丹波康赖：《医心方》卷19，第395页。

④ 除了慧义，高僧慧远（334—416）晚年也服食五石散，僧人智斌与道弘都著有关于五石散的医学著作。参见慧皎：《高僧传》卷6，第221—222页；魏徵等：《隋书》卷34，第1041页。

⑤ 《诸病源候论校注》卷6，第177页。

多疑的父亲。[①]三个世纪后，安禄山也遭遇了类似的命运，他因服用五石散而性情暴躁，反复无常，最终导致自己被弑杀。[②]

皇甫谧所记录的亲身经历最能说明五石散的危险性。35岁时，他染上了一种风疾，半身麻痹，于是开始服散，但五石散不仅未能将其治好，反而加重了病情：他食不下咽，身体忽冷忽热，夜不能寐，常常惶惶不安。他曾试图持刀自戕以结束难以忍受的痛苦，但因被警觉的家人发现而未能如愿。思量再三后，他强迫自己吃冷食、喝冷水，最终挺了过来。但这位不幸的学者余生都未能摆脱服散对其身体造成的长期伤害，无怪乎他根据自己误服该药的经历，撰文详论五石散。[③]

3—8世纪许多关于五石散之害的记载使一些现代学者毫不客气地谴责此药。余嘉锡估计数十万人因服用五石散而深受其害或死亡，这使之成为古代中国最致命的毒药。[④]尽管五石散的毒性毋庸置疑，但这一评定恐怕夸大其词了。我们尤其要注意，出于特定的社会和政治目的，五石散之害有时会被用作一种托词。比如，同时代的许多文人一样，皇甫谧向往隐居生活，不愿出仕。然而，作为一名饱学之士，他很快吸引了晋武帝的注意，后者多次召他入朝为官。为了拒绝征召而又不招致麻烦，皇甫谧上疏陈词，强调自己不仅饱受老毛病风痹疾的折磨已有19年，而且在过去的7年里，五石散又雪上加霜，使其痛苦不堪。

---

① 魏收：《魏书》卷2，第44页。该故事的一个重要细节是，太医令死后，道武帝服散后才开始感觉不适，这位太医令可能是建议道武帝服用五石散的人，这个细节暗示正确服散离不开医者的指导。

② 沈睿文：《安禄山服散考》，第133—175页。

③ 《诸病源候论校注》卷6，第177—207页；Epler, "Concept of Disease," 255–262。在中国医学史上，皇甫谧主要是作为一名善于编纂古代医学经典的学者而为人传诵。然而，在宋代之前，他的形象更多的是与有关五石散的热烈讨论联系在一起。关于皇甫谧在中国医学史上的形象变迁，见Brown, *Art of Medicine in Early China*, 130–150。

④ 余嘉锡：《寒食散考》，第186—187页。

他哀叹道，自己的身体如此虚弱，已不可能再为皇帝效劳。晋武帝最终放过了皇甫谧。鉴于他所提及的诸多细节，皇甫谧不太可能完全捏造自己的病情，尽管如此，他巧妙地以生病为由避免入朝为官。①

在其他一些有关五石散的记载中，故意装病的痕迹更加明显。《晋书》记载了这样一个故事：面对叛军首领陈敏的任命，士大夫贺循（260—319）推脱说自己患有脚疾，手不能握笔。又服五石散以治病，结果他披头散发，袒露身体，一副精神错乱的样子。这种夸张的举动似乎是贺循避免与叛军为伍的策略：服散后的身体难以驾驭，无法在正常的政治空间中发挥作用了。②

此外，服用五石散——不管是私下里的操作还是公开的表演——是一种藐视社会规范的行为。纵酒也是六朝时期许多名士的离经叛道之举。酒、石并用非常普遍，成为当时放诞不羁和超凡脱俗的象征。竹林七贤之一的阮籍以豪饮著称，他在给母亲出殡时蒸了一头小肥猪，喝了两斗酒，违背了服丧期间不得喝酒吃肉的儒家礼法。竹林七贤中的另一位刘伶甚至著文阐述饮酒的益处。有关他的一个故事广为人知，一次狂喝滥饮后，他在房间里赤身裸体，到访的客人责备他行为怪诞，他反驳道："我以天地为栋宇，屋室为裈衣，诸君何为入我裈中？"③

虽然目前没有直接的证据表明这些嗜酒之人服用了五石散，但此前一些学者提出了颇有道理的看法：由于喝温酒可以帮助散发五石散的药力，这两项活动有可能是联系在一起的。④东晋葛洪观察到，在他

① 房玄龄等：《晋书》卷51，第1409—1418页；DeClercq, *Writing against the State*, 159-205。

② 房玄龄等：《晋书》卷68，第1825—1826页；赤堀昭：「寒食散と養生」，第117—121頁。

③ 《世说新语笺疏》卷23，第731页。

④ Wagner, "Lebensstil und Drogen im Chinesischen Mittelalter," 115-116；赤堀昭：「寒食散と養生」，第132—136頁。

所处的时代，俗人们以宣发药势为借口，经常在葬礼上大吃大喝。在他看来，此事诚然可悲。[①]总而言之，五石散开辟了一个特殊的社会空间，容纳了出于各种动机的离经叛道的行为。

## 石药与解散

确定五石散的成分是一个复杂的问题，因为许多医方都以"五石散"为名。"五石"一词在汉代的文献中已经出现，《神农本草经》将许多能强身健体、延年益寿的石药列为上药，其中包含青石脂、赤石脂、黄石脂、白石脂、黑石脂五种石药，久服"补髓，益气，不饥，轻身，延年"。文中还进一步解释，五石脂各随五色补五脏。[②]这五色也和五行体系定义的五种颜色完全吻合，此理论体系将身体与时间、空间、宇宙节律相互对应。[③]此书没有提及五石散，但五色的象征意义为我们理解五石散的成分提供了重要线索。

对五种石药的讨论也出现在汉代对《周礼》的注疏中。在涉及皇室医事管理的章节里，《周礼》明确指出疡医用五毒治病，东汉学者郑玄认为五毒是下列五种颜色各异的石药：石胆（青）、丹砂（赤）、雄黄（黄）、礜石（白）、磁石（黑）。他还进一步指出，将这些矿石烧三日三夜，收集产生的烟灰，擦在疮疡上，能去除任何腐肉。但是，这些石药的外用，和五石散的内服是很不一样的。[④]

自汉代起，更多与"五石"有关的讨论出现在医者的著作中。

---

① 《抱朴子外篇校笺》卷26，第16—18页。

② 《神农本草经辑注》卷2，第167—171页。

③ Sivin, *Traditional Medicine in Contemporary China*, 70–80. 具体而言，青石脂（木）补肝，赤石脂（火）补心，黄石脂（土）补脾，白石脂（金）补肺，黑石脂（水）补肾。

④ 《周礼注疏》卷5，第137页。

《史记》卷105保存了医者淳于意（活跃于大约公元前180—前154年）的25则医案，其中有这样一个故事。淳于意遇到一位名为“遂”的齐王侍医，他炼制并服用“五石”来治疗自己的内热。淳于意认为此举大谬，因为这些强悍的石药会让邪气在体内流动，到一定的时候邪气就会凝结，发而为疽。不出他所料，百余日后这名侍医疽发而死。该医案告诫人们，误用“五石”会导致灾难性的后果。①尽管该医案没有写明“五石”的成分，但其强悍之性和引发的症状与后世记载的五石散类似。这个故事也显示了淳于意对石药的了解。此卷的另一处列举了他从师父那里获得的一批医书，他仔细研读以精进自己的医术。其中一本名为《石神》，已失传，但从标题推测，此书很可能讨论了矿石的医疗用途。早期中国对石药的认识可能为五石散的发明提供了依据。②

现代考古发现为早期石药的使用进一步提供了物证。考古工作者从南越国第二任国君赵眛（公元前137—前122年在位）的墓中发掘出土了五种矿物：紫石英、硫黄、雄黄、赭石和绿松石。③除了绿松石，其余矿物均可在《神农本草经》中找到，这暗示它们对王室具有医疗价值。但是，这组石药的搭配很独特，因为它没有遵循五行体系中的颜色模式，这反映了汉代石药使用的地方差异。④

---

① 司马迁：《史记》卷105，第2810—2811页。关于该医案完整的英译文，参见Hsu, *Pulse Diagnosis in Early Chinese Medicine*, 87-88。关于淳于意医案的历史背景，详见Brown, *Art of Medicine in Early China*, 63-86。

② 司马迁：《史记》卷105，第2796页。

③ 广州市文物管理委员会：《西汉南越王墓》卷1，第141页。秦汉之际，秦将赵陀趁乱建立南越国，定都番禺（今广东广州）。后南越国于公元前111年为汉所灭。参见Twitchett and Loewe, eds., *Cambridge History of China*, vol. 1, 451-453。

④ 李零：《五石考》，第345—346页。

早期文献资料中这些关于“五石”的描述表明了石药广泛用于治病疗疾。尽管它们与后来风靡于世的五石散有某些相似的特色，但不太可能是同一种药。最早提及五石散成分的是东汉医书《金匮要略》，其中有两首医方可能正是五石散的前身。其一名“紫石寒食散”，主治伤寒，用到的药材有五种石药、七种草药和一种动物药，旨在用药物的热力增强脏腑功能，驱散渗入体内的邪气。①

其二为“侯氏黑散”，内含14味药，其组方与第一首医方类似，但一个显著的区别是它仅使用一种石药——矾石，却用了更多的草药（总计12种），故而又名“草寒食散”。该方剂主治“大风”引起的四肢沉重及心中恶寒不足。方中还进一步指出，此药应以温酒调服，且宜冷食，以便使药积在腹中不下，助发药力。这些用药准则和服食五石散的方法很相似。②

皇甫谧在谈及五石散的起源时指出，上述两个医方可能是此药的前身。③余嘉锡据此在其对五石散的开拓性研究中，认为何晏将两个医方合而为一，发明了一种强力补药，服之以医治酒色过度引起的劳伤。④这种说法不无道理，但是我们也要注意，正如汉代出现了各种组方的“五石”，在随后的数百年里也流传着多种五石散药方。⑤如前所述，将五石散的创制归咎于何晏，与后世学者对其怪异行为的诟病大有关系。关于五石散的起源至少还有另外一个说法：《晋书》

---

① 《金匮要略》，第23篇，第631页；景蜀慧、肖荣：《中古服散的成因及传承》，第342—347页。

② 《金匮要略》，第5篇，第134页。

③ 《诸病源候论校注》卷6，第177页。

④ 余嘉锡：《寒食散考》，第208页。

⑤ 许多五石散的药方被收录在孙思邈的《千金翼方》卷22中。对这些药方的概述，参见Obringer, *L'aconit et l'orpiment*, 153－161。

载，靳邵性明敏，通究本草经方，创制五石散方，晋朝士大夫无不服饵，皆获异效。与关于何晏的叙述不同，这段简短的文字侧重于五石散的神奇疗效。[①]

这点值得我们关注。早在《金匮要略》中，两个类似五石散的方子被分别用来医治伤寒和大风，这些病会使人发热、身体麻木。因为这些疾病属于“冷”症，所以该书推荐热药——这两个医方中的大多数药材都是热性的——以便驱寒、恢复身体的活力。六朝的一些医家和学者称赞五石散尤能延年益寿，相较之下，汉代医书认为这些方剂的价值在于能治疗具体的疾病。

进一步审视这两则医方我们会发现一个谜团：其中没有一种石药在本草书中被定义为有毒，唯一有毒的草药是附子、鬼臼和桔梗，它们都是中国传统药学中常用的药材。那么，我们该如何解释关于五石散危害性的诸多记述呢？侯氏黑散的一个变体为我们提供了一条关键线索。该医方保存在8世纪的《外台秘要》中，它对汉代的侯氏黑散作了一个微小却重要的改动，即增加了两种石药：钟乳和礜石，后者是一种砷矿石。[②]中国传统医学很早就认识到礜石的危害，陶弘景在《本草经集注》中就曾郑重警告人们：“久服令人筋挛。”他还进一步建议：“火炼百日，服一刀圭（0.2克）。不炼服，则杀人及百兽。”[③]由于它威力巨大，《外台秘要》中的方子特别指出，礜石在药用之前需“泥裹烧半日”。

---

① 李昉等：《太平御览》卷722，第3331页上。对于靳邵我们知之甚少，孙思邈在著作中将其置于魏晋名医之列，并收载了他的两个医方。见孙思邈：《孙真人千金方》卷1，第3页。另见孙思邈：《千金翼方》卷15，第170页上；卷22，第266页上。

② 王焘：《外台秘要方》卷15，第276页。

③ 陶弘景：《本草经集注》卷2，第168—169页。现代化学分析表明，加热可以降低礜石的毒性。见王奎克等：《砷的历史在中国》，第14—38页。

毫无疑问，礜石是一种极其危险之物。

有可能在汉代出现了五石散方的前身之后，到了六朝时期在此类医方中又加入了礜石，大大增强了药力。这个变化也可能是由于在医方抄写过程中不经意的一字之差：在早期的文献中，无毒的石药矾石之“矾”字（繁体字为“礬”）与“礜石”的“礜”字，二者有时互换书写，这暗示砷在中国历史上的使用比我们最初认为的更频繁。[①]事实上，服用五石散后的症状和砷中毒类似：腹痛、消化不良、四肢疼痛、视力衰退、出现皮疹、抽搐和精神错乱等。[②]此外，砷也有滋补作用：它能改善肤色，恢复体力（至少暂时如此），而且是一种强劲的春药。[③]这和对某些五石散服食者的描述相呼应——何晏正是因纵情声色而臭名昭著。在医学文献中，一种药物如果能用来壮阳，往往表现为可以增强肾功能，而肾功能关乎性能力。例如，据隋代的《诸病源候论》所述，经常服散会得“强中”病，症状是勃起时间长，精液流泻，如此一来上了年纪后会生各种毛病。短暂的欢愉播下了日后长期痛苦的种子。[④]

许多关于五石散的记载都提到患者服用后身体会散发巨大的热量。合理释放这些热量是治愈疾病的关键，相反，热量滞留在体内就会致病。因此，服石后如何正确照料身体以“解散”成为治病或致病的关键，而两者仅一线之隔。西晋名臣裴秀（224—271）服散后用大量的冷水浇身，结果体热散尽而亡。[⑤]而在本章开头的故事中，南齐将军房伯玉服散后也被大量冷水淋身，结局却大相径庭：房伯玉恢复健康，而

① 这一说法由化学史学者王奎克提出，见王奎克：《“五石散”新考》，第87页。

② Obringer, *L'aconit et l'orpiment*, 173–175, 188.

③ Needham et al., *Science and Civilisation in China*, vol. 5, pt. II, 282–294.

④ 《诸病源候论校注》卷5，第164—165页。

⑤ 《诸病源候论校注》卷6，第199页。

且此后精力充沛。可以肯定,“解散”是一项微妙的操作。

五石散为什么会产生巨大的热量?鉴于其复杂的成分,这是一个错综难解的问题。五石散的典型配方包括下列石药中的几味:紫石英、白石英、赤石脂、石钟乳、太一禹余粮、石硫黄、矾石或礜石,本草书认为其中大多数石药性温。[①]例如,陶弘景在其《本草经集注》中称,礜石大热,放入水中能令水不结冰。此物炼制得当能驱寒化瘀。很自然,治寒以热药。[②]

然而,诚如5世纪的《小品方》所述,使用温性的石药并非易事。[③]在专门论述五石散的一段话里,作者陈延之比较了草药和石药的药力,认为草药药力发动快而容易控制,但石药药力发动慢而难于控制。因此,病人可以很快受益于草药的疗效,但对石药则必须有更多的耐心。他进一步解释道:

> 石之为性,其精华之气,则合五行,乃益五脏;其浊秽,便同灰土。但病家血气虚少,不能宣通,更陈瘀,便成坚积。若其精华气不发,则冷如冰。而病者服之,望石入腹即热,既见未热,服之弥多。既见石不即效,便谓不得其力,至后发动之日,都不自疑是石,不肯作石消息,便作异治者,多致其害。[④]

---

① 陶弘景:《本草经集注》卷2,第138、141—144、152、154、168页。但太一禹余粮(性平)和矾石(性寒)是例外。鉴于矾石是这组石药中唯一的寒性药,五石散实际上使用的可能是礜石,而不是矾石。

② 陶弘景:《本草经集注》卷2,第168页。砷中毒会引起胃炎、呕吐、腹泻,使人极度口渴、脱水。这些症状和中国本草书所定义的礜石大热之性一致。参见Whorton, *Arsenic Century*, 7–16。

③ 该书早佚,但部分佚文散见于后世的医学著作。其关于五石散的讨论保存在《医心方》卷19中,类似的一段话亦见于《诸病源候论》卷6。

④ 丹波康赖:《医心方》卷19,第395页。

在中古中国的医学文献中，这是一段弥足珍贵的文字，它探讨了药物的物质性与药物对身体的影响之间的关系。在陈延之看来，石药的独特性在于“体冷性热”。[①]它们进入身体后即释放内在的热量，表现为精华之气在体内循环流通，使脏腑强健。重要的是，该过程取决于身体的具体状况：如果病人太虚弱，石药的精华之气不发，它就会以冷药的状态积在体内，最终导致问题。同时服用草药和饮用温酒可能有助于刺激石药热性的发挥。时间也至关重要：病人必须耐心等待，让石药慢慢散发其热，并在药效初显时，采取明智的措施将热量散出体外。那些误将石药起初的蛰伏状态视为其没有药效，急不可待地服用更多剂量的人注定要遭殃。开篇故事中的房伯玉就是这样一位没有耐心的病人，服用了过量的五石散导致身体发冷。此恶化的病情只能通过猛烈的方法扭转，即用冷水浇身以释放“伏热”。

为了进一步理解五石散的热力，我们必须关注有关五石散的著述中经常出现的一个字：发。东汉的《说文解字》将“发”字释为“射发”，这是它的基本义。[②]在涉及五石散的讨论中，“发”则意为激活药物并释放其热。如果热量“不发”，问题就会出现，一个典型的症状是未发石药在体内的积累使得身体极度寒冷。因此，“发”指向药物的激活过程，与身体的感觉紧密关联。然而，“发”也可能带有负面意义，尤其是在讨论五石散的不良效果时。例如，孙思邈在其《备急千金要方》中明确指出，服食五石散不当会出现一系列不良反应，如头痛、背部生疮。他认为，尽管药力确实释放了，但由于散热方法不对，它仍对身体造成伤害。因此，他推荐了正确的服石法以及对错误服石导致伤身的

---

① 《诸病源候论校注》卷6，第174页。

② 许慎：《说文解字》卷12下，第270页。

救治办法。对石药所发的热力处理不当导致的后果比根本不激活此热力更为严重。①

## 五石散之辩

五石散所产生的巨大热量，其石药成分与草药成分之间错综复杂的相互作用，以及其对身体的动态影响，都说明使用这种毒药异常困难。因此，3—8世纪，许多医家和学者都煞费苦心地探讨五石散的使用方法和补救措施，由此涌现出大量专门讨论这一主题的著作。例如，隋唐正史的书目收录了20余本有关五石散的书，其中有些是对五石散如何奏效的理论探讨，有些是治疗五石散所致疾病的医方。这些书的作者五花八门，包括士大夫、世医和僧人，书中观点和方法杂陈，引发了关于正确认识和使用五石散的热烈讨论。②

这些讨论的核心不是五石散是否应该服用，而是应该如何服用。没有人断然否定它的价值，但即便是那些非常推崇五石散的人也提出了严肃的警告。例如，5世纪的医家秦承祖赞颂完五石散的奇效之后，告诫道："然水所以载舟，亦所以覆舟；散所以护命，亦所以绝命。"他还进一步指出，当时一些无知的人不解斯药之精微，导致了无数的灾难。③与其同时代的僧人慧义说得更明确："将得其和，则养命瘳疾；御失其道，则夭性，可不慎哉。此是服者之过，非药石之发也。"④合理用药是从五石散中获益的关键。

---

① 孙思邈：《孙真人千金方》卷23，第360—367页；卷25，第412—420页。

② 魏徵等：《隋书》卷34，第1040—1050页；刘昫等：《旧唐书》卷47，第2047—2051页；欧阳修等：《新唐书》卷59，第1566—1573页。

③ 丹波康赖：《医心方》卷19，第394页。

④ 丹波康赖：《医心方》卷19，第395页。

早在3世纪服散之风初起时，关于如何用药的不同意见便出现了。皇甫谧是最早提倡冷治法的人之一。他建议，服完三帖后病人需用冷水洗手足，以激活药气，使人产生轻微的麻痹感。接着，脱下衣服用冷水洗浴，进一步激发药力。随后，当全身感到凉爽时，病人就会心意开朗，所患即瘥。此药的别称"寒食散"就体现了这种冷法用药。此外，皇甫谧还详细介绍了如何针对不同年龄、不同体质和不同疾病的患者调整服法。例如，小孩和老人应减少剂量，体实之人则完全不必服用。①

然而，与皇甫谧同时代的西晋医家曹歙却持不同的观点。他在《解寒食散方》中建议采用"温治之法"，即服散后应多穿衣，多行走，以便出汗，将热量排出体外。他进一步警告道，体质虚弱的人不应该用冷水来散药力，因为让身体骤然遇冷必得伤寒。曹歙还用自己服此药近40年的经历来支持这一方法。②之后的医书著者常常将皇甫和曹氏的不同观点一并陈述，以凸显用散的微妙。有些人支持皇甫谧，因为通过冷法散发体内的热量符合人们的直觉，而另一些人则认为，不应拘泥于某一特定规则，应根据药物使用的具体情况灵活变通。③陶弘景即支持后一种观点：

> 昔有人服寒食散，检古法以冷水淋身满二百罐，登时缰毙。又有取汗，乃于狭室中四角安火，须臾则殒。据兹将息，岂不由人，追之昔事，守株何甚。④

---

① 《诸病源候论校注》卷6，第180—185页。

② 丹波康赖：《医心方》卷19，第396—397页。

③ 丹波康赖：《医心方》卷19，第394—395页。慧义支持前者，秦承祖赞成后者。

④ 陶弘景的评论引自《小品方》，后者又保存在《外台秘要方》中。见王焘：《外台秘要方》卷37，第752页。

陶弘景描述的这两种服散法，分别对应皇甫谧和曹歙所主张的冷治和温治之法。他批评僵化地使用此二法，强调了因人顺势而调整用药方法的重要性。

在这些针对服散的不同观点中，有一个特别引人注目，因为它为五石散中石药和草药之间的相互作用提供了崭新的解释。僧人道弘（活跃于4—5世纪）在其《解散对治方》中列出了许多配对使用的石药和草药，如钟乳对术，硫黄对防风，白石英对附子，紫石英对人参，赤石脂对桔梗。每一对都主治某个脏器，会引发独特的身体感觉，展示出五石散的药力。例如，钟乳与术主治肺，上通头、胸。术使钟乳之药力发动时，胸塞短气；钟乳使术之药力发动时，头痛目疼。道弘建议，出现以上症状时，病人应迅速服下葱白豉汤来缓解。五石散中石药和草药之间的相互作用会引发特定的身体反应，需要迅速干预，以免服散后治病不成，反而造成严重的问题。[①]

但是，这种对药物作用的新奇解释受到了其他医家的质疑。尽管道弘标新立异的解释在当时相当流行，但陈延之在其《小品方》中对此进行了激烈的批评。他称，道弘提出的“对治”之说不见于他所翻检的任何一本讨论五石散的著述。他进一步指出，如果有人以道弘之说为是，那么就难以解释五石散中栝蒌和干姜的搭配，因为在本草书中二者是“相恶”的关系（见第二章）。接着，他建议人们采用皇甫谧的服散方法，但应将栝蒌从方中去除，以避免受“相恶”的影响。如第五章所述，由于陈氏的著作非常注重将本草知识融入方剂的使用，他自然会在

① 《诸病源候论校注》卷6，第168—173页；孙思邈：《孙真人千金方》卷25，第413—417页。我们对道弘了解甚少，只知他是南北朝时期的医僧，其书的佚文保存在隋唐的医学文献中。据《诸病源候论》载，道弘生活在南方，擅长治疗五石散引起的疾病。见《诸病源候论校注》卷6，第168页。

已有药学著作的指导下批评道弘的新奇观点。[①]

关于五石散的争论一直延续到唐代，但焦点转移到了它应治何种疾病上。孙思邈对此进行了详尽的讨论，在其《千金翼方》中有一个名为“五石更生散”的方剂，它与六朝的五石散配方相似，但有一个明显的变化——用石硫黄取代了礜石。一些现代学者将这一替换解释为孙氏通过减低五石散的毒性来改进配方。[②]然而，情况可能并非如此。毕竟，根据当时的本草书，石硫黄和礜石一样有毒，服用有害，唐代几个引人注目的服食硫黄的案例彰显了它的危险性。[③]孙氏修改的医方与其说是为了降低毒性，不如说是与它治疗的具体疾病有关。

孙思邈的“五石更生散”包含了15味药：5味石药、9味草药和1味动物药，它很可能源于《金匮要略》收载的五石散之前身——紫石寒食散与侯氏黑散，因为方中所用药大都相同。然而，孙氏开出此方却另有目的：他认为五石更生散对治疗“男子五劳七伤，虚羸着床”特别有效。[④]他强调，此药只适用于无他药可医的顽疾，“五石更生散”之名即揭示了它使人重生的力量。如此猛药不应随意使用，他提醒读者：

> 病患已成，即须勤于药饵，所以立补养之方。此方皆是五石、三石、大寒食丸散等药，自非虚劳成就，偏枯着床，惟向死

---

① 《诸病源候论校注》卷6，第174—177页。

② 王奎克：《“五石散”新考》，第80—87页。

③ 苏敬等：《新修本草》卷4，第112—113页。最有名的是唐代学者韩愈（768—824）的案例，他可能曾经服硫黄中毒，见胡阿祥、胡海桐：《韩愈“足弱不能步”与“退之服硫黄”考辨》，第193—212页；Davis, “Lechery, Substance Abuse, and ... Han Yu?,” 89-91。

④ 孙思邈：《千金翼方》卷22，第261页上。“五劳七伤”指严重的脏腑虚弱，特别是导致性功能障碍的肾虚。见《诸病源候论校注》卷3，第86—89页。

> 近，无所控告者，乃可用之，斯诚可以起死人耳。平人无病，不可造次着手，深宜慎忌。[①]

孙思邈对五石散及类似药物持谨慎态度，认为只有在久治不愈、危及生命的情况下才能服用，这与之前讨论过的，许多热衷于五石散的人为了养身厚生、神明开朗而习惯性地服散形成了鲜明对照。[②]

孙思邈的这些论述解开了一个困扰现代学者的谜题。在其早先的著作《备急千金要方》中，他公开谴责五石散，宣称“宁食野葛，不服五石”，并呼吁“有识者遇此方，即须焚之，勿久留也”，[③]此种严厉的批评似乎与后来他将此方剂收载于《千金翼方》的举动相抵牾。一种可能性是孙思邈随着时间的推移改变了对五石散的态度，但是如果我们注意其谴责五石散的具体语境，另一种解释就会出现。

孙思邈对五石散的论述出现在《备急千金要方》卷25的“解五石毒”中。在这一节的开头，他宣称，“人不服石，庶事不佳”。[④]具体而言，他认为某些石药，尤其是石钟乳，具有滋养生命的力量。他甚至用自己的亲身经历来佐证：三十八九岁时，他曾服用五六两（200—240克）石钟乳，自此便深深体会到此药的益处。[⑤]因此，孙氏并不是全然反对使用石药，他其实是将不同的石药用于不同的目的。为了治疗顽

---

① 孙思邈：《千金翼方》卷15，第167页上。

② 孙思邈并不是第一个建议严格限制五石散使用的医者，6世纪的医者姚僧垣也持类似的观点。《周书》记载了这样一个医案：有位病人患有气疾和水肿，喘息急促，坐卧不安。有人劝其家人给他服用五石散，可能是因为此散在当时被视为万能灵药，但姚僧垣表示反对，另开处方治愈了患者。见令狐德棻：《周书》卷47，第841—842页。

③ 孙思邈：《孙真人千金方》卷25，第413页。

④ 孙思邈：《孙真人千金方》卷25，第412页。

⑤ 孙思邈：《孙真人千金方》卷25，第413页。

疾,五石散是可行的选择;为了滋养生命,服用石钟乳即能达此目的。

后一种服食法显示了从六朝到唐前期的一个重要变化:石钟乳取代五石散成为养生药的首选。[①]这一变化可能与石钟乳温和的药性有关——本草书定义它无毒,但这并不意味着人们可以随心所欲地服用它。孙思邈警告说,如果采乳石的地方不对,它会比鸩毒更为致命。[②]此外,石药的服用还取决于体质和年龄。他告诫道,"素肌肥充"之人勿服石药,年过三十方可服石药,随着年龄增长服用的次数可以增多:50岁以上三年可服一剂,60岁以上两年可服一剂,70岁以上一年可服一剂。因此,孙思邈不仅指明了不同石药用途各异,还强调了依照具体的身体状况合理使用它们的重要性。[③]

## 小结

五石散是中国历史上最受欢迎又极具争议的药物之一,它的故事明示了运用一种毒药何其之难。早期对此药的研究倾向于用否定的眼光来审视它,强调它有毒的药物成分、对身体的猛烈冲击以及它所酿成的无数惨剧,所有这些使其看起来像是一种具有破坏性的毒药。一些现代学者常常将五石散与鸦片相提并论——后者是形塑了近代中国历史的臭名昭著的毒品——以此揭露这两种毒药引发的社会弊病。[④]然

① 关于隋唐时期服钟乳文化的详细研究,见坂出祥伸:「隋唐時代における鐘乳石服用の流行について」,第615—644頁。

② 关于鸩毒,见第一章。

③ 孙思邈:《孙真人千金方》卷25,第412—413页。

④ 鲁迅:《魏晋风度及文章与药及酒之关系》,第494页;余嘉锡:《寒食散考》,第181—182页;李零:《药毒一家》,第35—38页。五石散与鸦片之间的相似性最早由清代学者俞正燮(1775—1840)提出,见俞正燮:《癸巳存稿》卷7,第212—213页(转引自余嘉锡上揭文)。

而，二者有几个关键的区别。第一，它们对身体产生的影响不同。鸦片是一种镇静剂，使人昏昏欲睡，五石散却是一种兴奋剂，能增强身体的活力，振奋精神。第二，鸦片使人上瘾，但目前没有证据表明五石散具有同样的作用，它的任何成分都不会让人上瘾，也没有文献记录服五石散成瘾的案例。但是，这并不能否认它的社会成瘾性，即一种追随当时的服散风尚，以此获得或维持社会地位的欲望。[①]第三，与19世纪鸦片在中国社会各阶层的广泛流通相比，五石散的服食仅限于社会精英群体。[②]这一点不足为奇，因为五石散的方剂组成和使用方法相当复杂，需要大量的时间和资源。

不过，这两种药物最显著的区别是社会对它们的认识不同。鸦片在19世纪中国被认为是一种邪恶的毒品，它摧毁个人生活，撕裂社会架构。不同于此种恶名，当时人们对五石散从来不是全然谴责。事实上，中古中国的大多数医家和士人都推崇五石散，尽管他们也充分意识到此药的危险性，这促使他们围绕两个问题展开了激烈的讨论。首先，自五石散的前身在汉代出现以来，就被用来治疗特定的疾病，后世以孙思邈为代表的医者将此药的使用范围进一步缩小到只用于治疗沉疴顽疾，以及拯救濒死之人。由此可见，与其说孙思邈强烈抨击五石散是因为它内在的毒性，毋宁说是使用它的目的不当：一个人不能为了养生而服石成癖。令他沮丧的是，许多狂热的服散者被夸大的药力所诱惑，恣意服用。这种并不对症下药，而是将之作为万能的神奇补药来随意服用的做法，带来了无数的悲剧。

其次，中古中国关于五石散的讨论强调用药的困难，尤其是激发其

---

① 此种解释见于Wagner, “Lebensstil und Drogen im Chinesischen Mittelalter,” 174–177。

② Zheng [郑扬文], *Social Life of Opium in China.*

药力以及将其产生的热量安全散发于体外的微妙过程。五石散的独特之处在于，摄入只是用药的开始；之后，患者需要密切关注自己的身体感受，采取一系列精心计划的措施来释放药物的热量，使身体受益。如果热量滞留体内，就会产生很大的危害。但是，如果将这些危害理解为五石散的"副作用"，那么并没有抓住要领。[①]在现代生物医学中，副作用被认为是药物不可避免的不良后果；它假设任何药物治疗都会产生预期的主要（正面）作用和无意的副（负面）作用，因此竭力将后者降至最低，以便减少药物的毒性。[②]然而，中国传统医学并没有副作用的概念。事实上，许多传统医疗文化并不明确区分两种相反的效应——预期的和非预期的效应，因为治疗通常被视为动态的、系统的、过程性的。在这样的体系中，治疗分多个阶段进行，每个阶段都引发不同的身体反应，而每个阶段又都需要医者或病人小心应对。[③]就五石散的使用而言，当时的医者认为服散造成的伤害不是"副作用"，而是用药不当的不幸后果。如果病人能正确用药，合理散热，伤害是可以避免的。但这并非易事，皇甫谧和其他许多人的痛苦经历即为明证。使用五石散的极大难度可能是它最终从历史上消失的原因。

五石散之所以长期受欢迎，是因为它号称能使人活力四射，神明开朗。中古中国还有另一类药物，它们追求的目标更高远，即转化身体、得道升仙。这些神奇的长生不老药是通过复杂的炼丹术从有毒矿物炼制而成。本书最后一章将详细探究这类神药，尤其是丹家对"毒"的各种解释，以及他们如何将身体体验纳入对这些有毒物质的理解。

---

① 这种解释的例子详见Wagner, "Lebensstil und Drogen im Chinesischen Mittelalter," 135－149。

② Tomes, *Remaking the American Patient*, 234－240.

③ Etkin, "'Side Effects,'" 99－113; Etkin, "Negotiation of 'Side' Effects," 17－32.

# 第七章　向生而死

夫药不瞑眩，其疾不瘳。初须小困，后大效。

——《太清石壁记》[①]

李抱真垂垂老矣。他为朝廷征战数十载，战功显赫。回顾往昔，他率军英勇平定北方的叛乱，救国家于危厄。他戎马一生，退敌无数，功名一身，但由于常年征战，身体日渐消瘦。现在，62岁的他不得不面对唯一无法战胜的敌人：死亡。

但或许也不是不可能战胜？一位名叫孙季长的方士提出为他炼金丹，声称服用后可以升仙。[②]他又梦见自己驾鹤升天，在此吉兆的鼓舞下，李抱真吞服了两万丸孙季长的金丹。不久，他肚子发硬，无法进食，昏迷数日。这时一位叫牛洞玄的道士出现了，用猪肪和谷漆帮他将丹

---

① 楚泽先生：《太清石壁记》（HY881）卷下，第11页上。

② 关于方士的讨论，见第二章。

药排出。[1]李抱真很快苏醒过来，只听得孙季长责备他道："你差点儿就成仙了，为何要放弃呢？"李抱真被他劝服，又服了三千丸，不久就命丧黄泉。此事发生在794年，时为中唐时期。[2]

李抱真因服用仙丹而中毒身亡的事件颇具戏剧性，但绝非仅此一例。唐代是中国历史上服丹风习最炽盛的时期，许多热衷此道之人，包括五位皇帝在内，均因服食丹药而亡。[3]这类活动通常被称为"外丹"，需要搭置精细的器具，遵循复杂的操作，以炼制出神奇的药物。这些药物不仅号称能将普通金属点化为黄金白银，更重要的是，它们能把一个人的身体提升到更高的生存状态。[4]外丹的理论和实践与道教密切相关，大多数关于炼丹的文字见于道教著作。用于炼丹的主要材料是矿物，包括有毒的水银、砷化物、硫黄和铅石，由此可以推断，李抱真之死无疑是服用这些致命物质的结果。

中国的炼丹史源远流长，引起了不少西方学者的浓厚兴趣。早期的研究以李约瑟（Joseph Needham）及其合作者的经典著作《中国科学技术史》为代表，重点关注炼丹术的物质操作，尤其是从现代科学的视角来看炼丹术取得的化学成就。[5]后来的学者，包括席文和玄英（Fabrizio Pregadio），则更关注炼丹术的理论框架和象征意涵，强调宇宙论以及仪轨在炼丹中的核心地位。[6]然而，迄今为止鲜有论著探讨

---

① 在中国医学里，猪肪主要用来制作外用的软膏，偶尔也内服以救急。见葛洪：《补辑肘后方》卷1，第22页。我至今尚未查明何为"谷漆"。

② 刘昫等：《旧唐书》卷132，第3649页。

③ 赵翼：《廿二史劄记》，第398—399页。

④ 和外丹相比，"内丹"专注于通过凝神静思而得道成仙，并不服食丹药。

⑤ Needham et al., *Science and Civilisation in China*, vol. 5, pt. II, pt. III, and pt. IV; Ho[何丙郁], *Explorations in Daoism*.

⑥ Sivin, "Chinese Alchemy and the Manipulation of Time," 512–526; Pregadio, *Great Clarity*.

中国炼丹术的医学意义，特别是服丹药中毒的问题。此前的两项研究值得关注。早期的一篇文章梳理了涉及此问题的相关文献，强调服丹之危险。[①]后来的一项研究在道教的背景下展开，试图理解中国丹家的宗教追求，揭示他们无畏的信念：服用猛药可以得道成仙。[②]值得注意的是，尽管在对丹药的认识和使用中，物质的危险性和精神追求之间一直存在着一种张力，但是当时人们对外丹却始终热情不减。外丹术始于汉代，直至唐末才最终衰落，绵延千余年。鉴于丹药具有明显的危险性，我们该如何解释这持久的服丹热潮？

回答这一问题的关键在于中国炼丹术对“毒”的认识。正如医学文献对“毒”的双重表述，“毒”在炼丹文本中也指一种双向的力量，它既可以转化身体，又可以造成严重伤害，乃至死亡。随着时间的推移，不同的丹家对“毒”作了不同的阐释。一方面，他们试图证实服食仙丹的合理性；另一方面，他们也发明新的方法收束丹药的力量，以减低其危害。中国的丹家观察到，有时也会体验到仙丹对身体的猛烈冲击，这在很大程度上形塑了他们对这些有毒物质的认识。他们对“服丹之体”（elixirated body）的不同解释，彰显了身体感受如何展示丹药的力量，如此一来，他们既为服丹的合理性辩护，同时又对此提出了质疑。

此外，我们还需澄清中国炼丹术中的两个重要术语。第一个是“丹”或“药”，指的是炼丹的产物。英文常翻译为elixir，此词很可能来源于希腊语“*xērion*”，指一种涂在伤口上的干燥药粉。中世纪时，该词进入阿拉伯语，成为*al-iksīr*，然后进入拉丁语，即为*elixir*，常指“贤者之石”，这是欧洲炼金师们制造的一种神奇物质，用来转化金属或延长生命。从

---

① Ho and Needham, “Elixir Poisoning in Medieval China,” 221–251.

② Strickmann, “On the Alchemy of T’ao Hung-ching,” 123–192.

16世纪开始，这个词又增添了药酒或补药之意。显而易见，elixir在希腊-阿拉伯世界有许多不同的含义，跨越了炼金术和医学的界限。[①]我们在中古中国也能看到类似的现象。“丹”或“药”通常指炼丹产物，但也可以指治病疗疾的药物。因此，在炼丹的语境下把“丹”或“药”译为“elixir”呈现了这些词的广阔意涵，涵盖了具有不同性质和用途的物质。

第二个术语是“仙”，这是中国丹家追求的终极目标。道教和医学文献中有多种相关表述，如“长生”“成仙”“不死”等。虽然“仙”在英文中通常被译为“immortality”（“永生”），但二者有一些重要的不同之处。首先，“仙”带有强烈的将身体提升至更高状态的含义，这意味着不仅能延长生命，或许还可以完全绕过死亡。[②]在欧洲，适度的与极度的寿命延长之间有明显的区别，但长寿与永生在中国却构成一个连续的统一体，“仙”的概念便体现了这一点。[③]此外，西方基督教中的“永生”概念暗指脱离肉体的灵魂永在天堂的一种恒定状态，而“仙”涉及身体存在的多个层次，通常它们被想象为不同的等级，仙人根据其修炼水平、品行、社会地位或升或降。因此，人间和天界从空间上说是一个连续体，其中每个个体寿命的长短与其身体升迁到的等级相关联。把握“仙”的这种动态意涵，有助于我们理解不同派别的丹家如何通过其独特的转化身体的方式达到成仙的目的。[④]

---

① Needham et al., *Science and Civilisation in China*, vol. 5, pt. IV, 472–491.

② 早期文献中“仙”常写作“迁”，彰显了这个“身体迁移”的意涵。见 Miura[三浦國雄], “*Xianren*,” 1092–1094。

③ Gruman, *History of Ideas about the Prolongation of Life*.

④ 我对“仙”的理解受到了以下学者的影响：Yü, “Life and Immortality in the Mind of Han China,” 80–122；Needham et al., *Science and Civilisation in China*, vol. 5, pt. II, 71–127；Bokenkamp, *Early Daoist Scriptures*, 21–23；Campany, *To Live as Long as Heaven and Earth*, 4–5；Stanley-Baker, “Cultivating Body, Cultivating Self,” 34–40；Pregadio, “Which Is the Daoist Immortal Body?,” 385–407。

## 葛洪的炼丹理论

中国的炼丹术起源于秦汉之际。一个众所周知的故事是，中国的首位皇帝秦始皇一心寻找长生不老药，派遣方士徐福领数千童男童女东渡，前往蓬莱、方丈、瀛洲三神山寻访仙人神药，以延长自己的寿命，但一无所获。当时的人们通常认为长生不老药是自然界中蘑菇、果类等可食用植物的神奇变体，它们奇形怪状，生长在遥远的山岭或岛屿。①在随后的汉代，人们把注意力转向人造仙丹，尤其是用黄金炼制的丹药。汉武帝以热衷于求仙问药而著称，他曾召见方士李少君，后者号称可以将丹砂化为黄金，然后制成饮食器皿，天子用这些器皿进膳便可延年益寿。我们在此故事中可以觉察到炼丹术的痕迹，但有趣的是，只要和炼成的黄金接触便能使人长寿，而无需服食。此外，对于长生不死的目标来说，接触黄金只是一个中间步骤，它能使汉武帝长寿，从而看到海中的蓬莱仙人，而最终的不死是通过祭祀这些神灵来实现的。②

秦始皇和汉武帝的故事是现存罕有的两个中国早期寻求长生不老药的事例。总体而言，秦汉时期对炼丹术的记载零星而模糊。③更为系统的炼丹术著作出现于4世纪，中国历史上最著名的炼丹家之一葛洪的著作可为其中代表。

---

① 司马迁：《史记》卷6，第247页；Schafer, "Transcendent Vitamin," 27-38。

② 司马迁：《史记》卷28，第1385页。

③ 对秦汉之际炼丹术的研究，见李零：《炼丹术的起源和服食、祝由》，第301—340页。道藏里的一个重要文本《周易参同契》之前被认为是汉代关于炼丹术的著作，但近来的研究表明，它在汉代是一部预测吉凶的谶纬之作，到了六朝时期才与炼丹术联系在一起。见Pregadio, "Early History of the *Zhouyi cantong qi*," 149-176。

葛洪出身世代为官的江南士族。西晋时期，年轻的葛洪在政府做官，并参与镇压了南方的一次叛乱。但是，他的主要志趣是修身求道、延年益寿。14岁时，葛洪拜郑隐为师，学习炼丹术。葛洪晚年热衷于炼制丹药，331年，他听闻交趾（在今越南北部）出产丹砂后，即南下寻找此炼丹的关键材料。最后，葛洪隐居于罗浮山（在今广东惠州）并在那里辞世。[①]

目前没有证据表明葛洪确实炼过丹药，这可能是因为炼丹的成本令人望而却步。[②]然而，在随后的数百年里，他阐述的炼丹原理和方法为炼丹实践提供了关键性指导。在去往南方之前，葛洪著书总结了他对一系列养生、成仙之术的看法，是为《抱朴子内篇》，它是论述中国早期炼丹术理论的重要著作。

在这部著作中，葛洪明确指出，唯有服丹能令人不死。具体而言，他认为丹砂和黄金是能让人成仙的药物，呼其为“大药”，而草木药只是“小药”，“小丹之下者，犹自远胜草木之上者也”。[③]如此分等是基于他这样一种朴素的推断：草木易腐烂，矿石却能长存，而黄金和丹砂是矿石中最坚固者，与天地同寿。

为何服食坚硬不腐的物质便能延年益寿？葛洪认为这是因为身体假借外物以自坚固，有如以脂养火，或“铜青涂脚，入水不腐”。[④]在一段关于如何炼制金液的文字中，葛洪进一步说道：“金液入口，则其身皆

---

① 房玄龄等：《晋书》卷72，第1910—1913页；Campany, *To Live as Long as Heaven and Earth*, 13–17。

② 葛洪曾感叹，虽然自己受郑氏之书已20余年，但由于缺乏资源，始终无法炼丹。见《抱朴子内篇校释》卷4，第71页。

③ 《抱朴子内篇校释》卷4，第72页。

④ 《抱朴子内篇校释》卷4，第71—72页。

金色。”[①]黄金的物质性由丹药转移到身体，使身体像黄金一样坚固耐久。这一理论假定与身体性质迥异的东西可以和身体相互作用，并将其彻底转化。此理念中蕴涵着一种古老的哲学思想：宇宙万物，变化无常。[②]

除了将矿物的持久性转移到身体，葛洪还指出丹药对身体的其他益处：“金丹入身中，沾洽荣卫，非但铜青之外傅矣。”[③]荣气和卫气是在体内循行的两种气。根据《黄帝内经》的定义，荣气为水谷所化生的精气，运行于脏腑之中；卫气是水谷所化生的悍气，循行于皮肤腠理之间。两种气的顺畅运行对生命至关重要。[④]葛洪认为，服用仙丹可浸润荣卫二气，促进它们流动，防止凝滞。这番话揭示了认识仙丹之力的另一重视角：它通过让体内的气巡行不止来避免死亡。

在《抱朴子内篇》的其他地方，葛洪展示了他在呼吸吐纳、导引、辟谷和房中术等领域的广博学识。他虽然认为所有这些养生术均无法与服丹媲美，但仍相信它们有助于维持健康、延年益寿。此外，葛氏一生积极寻求治病疗疾和应对紧急情况的药方，在完成《抱朴子内篇》之前，已编撰卷帙浩繁的方书《玉函方》。该书已佚，但其选编本《肘后备急方》幸存于世。后者辑录了一部分可供救急、简单易用的医方，很有影响力，其中的许多方子为后世的医书所引用。[⑤]

葛洪医学知识广博，但我们在他的著作中却没有找到对丹药之危

---

① 《抱朴子内篇校释》卷4，第82—83页。

② Pregadio, “Seeking Immortality in Ge Hong’s *Baopuzi Neipian*,” 437–439.

③ 《抱朴子内篇校释》卷4，第72页。

④ 《黄帝内经素问校注》，第43篇，第565页；Unschuld, *Huang Di nei jing su wen*, vol. 2, 163–167.

⑤ 《抱朴子内篇校释》卷15，第272页；Fan, “*Ge xianweng Zhouhou beijifang*,” 88–94；徐源：《葛仙翁肘后备急方》，第809—819页。

害的讨论。在整部《抱朴子内篇》中，葛洪始终强调丹药的好处，宣称它比其他任何成仙方法都有效。由于葛洪竭力劝说读者相信丹药的独特功效，并对与之竞争的其他方法（如祭祀、巫祝等）展开猛烈抨击，任何对炼丹术危害的陈述只会削弱他的说服力。[①]尽管如此，葛洪并没有完全忽视服丹的隐患。在一段关于如何增强体质的论述中，他告诫说："患乎升勺之利未坚，而钟石之费相寻，根柢之据未极，而冰霜之毒交攻。"[②]此处的"毒"强调的是"冰霜"这种丹药的威力，"毒"与"攻"相呼应，后者暗含猛烈之意。在葛洪看来，仙丹是猛药，矿石的坚固性可以锻造强壮的身体，但此坚硬之性也能伤身。要想避免这种危险必须注意时间，只有一个人的身体变结实后才能安全地服用丹药。要打好这样的基础，首先要通过呼吸吐纳、行气导引、服草木之药等各种方法滋养身体，葛洪认为这些是需要投入心力的终身修行。由此，亦可知他为什么计划在生命的最后几年才开始炼制仙丹，因为在此之前他要做的事情太多了。

葛洪对毒的讨论表明，丹药的服用取决于身体的状态，也就是说，服丹的先决条件和仙丹本身的药物成分同等重要。决定能否服丹的另一个关键因素是道德修行。他宣称，如果一个人积善事未满，虽服仙药，亦无益也。相反，如果一个人行善而不服仙药，虽不能成仙，却可以避免使其横死的灾祸。因此，德行是享受仙丹之神效的另一个先决条件。[③]

---

① 《抱朴子内篇校释》卷4，第77页；卷9，第172页。

② 《抱朴子内篇校释》卷13，第240页。

③ 《抱朴子内篇校释》卷3，第53—54页。

## 陶弘景的炼丹实践

尽管葛洪的著作为中国炼丹术提供了理论基础，但目前没有确凿的证据表明他炼制过丹药。然而，接下来的几个世纪里情况发生了变化，我们看到更多的丹家将此诱人的想法付诸实践，他们常常寻求皇室的资助以炼制仙丹。[①]例如，东晋晋哀帝在24岁时开始服用仙丹，因服药过量而中毒，无法料理国事，一年后便一命呜呼。[②]其他皇帝更谨慎些。北魏道武帝设立了煮炼不死药的"仙坊"，在自己服用之前先让死刑犯试服，许多人因此丧命。考虑到这并不乐观的结果，道武帝本人不得不有所克制。[③]北齐文宣帝对仙丹也很感兴趣，但不敢断然服用。方士张远游曾为他配制九转金丹，但文宣帝没有服用，而是把它放在玉匣里，称："我贪人间作乐，不能飞上天，待临死时取服。"[④]

显然，面对仙丹，4—6世纪的统治者们采取了不同策略，但在他们决定服丹与否之前，首先需要有术士为他们炼丹。大多数像张远游这样的丹家几乎没有在历史上留下任何痕迹。[⑤]幸运的是，另一位也为宫廷炼制仙丹的术士留下了不少记录，他就是中国医学史和道教史上的重要人物——陶弘景。

---

① 毋庸置疑，中古中国的一些炼丹术文献只是想象应如何炼丹，并就炼丹进行了宇宙论的思考，但没有付诸实践（见Sivin, "Chinese Alchemy and the Manipulation of Time," 512-526；Bokenkamp, *Early Daoist Scriptures*, 289-295）。但下文我也会揭示，有大量的文献和实物证据表明中古中国确实有人炼制并服用丹药。

② 房玄龄等：《晋书》卷8，第208—209页。

③ 魏收：《魏书》卷114，第3049页。

④ 李延寿：《北史》卷89，第2931页。

⑤ 六朝时期的丹家主要有两类：一类是精通各种奇技异术的方士，另一类是道士，尤其是太清派道士。见Pregadio, *Great Clarity*。

除了通晓药物知识（见第一章），陶弘景对炼丹术也颇感兴趣。他出身于江南，那里也是两个世纪前葛洪生活过的地方，因此陶弘景很容易接触到流传于该地区的炼丹知识。10岁时，陶弘景研读了葛洪所著的《神仙传》，书中的很多人物通过服丹而成仙，激发了他的养生之志。12岁时，他又读到了4世纪丹家郄愔所写的太清派炼丹诸法，深受启发。[①]

492年，36岁的陶弘景辞去南齐的官职，隐居在今南京附近的茅山，一心修道，并编撰了几部道书和医书，包括《本草经集注》。在他辞官归隐的第一个十年，没有证据表明他炼过丹。但是，502年梁武帝建立新政权后，情况发生了变化。陶弘景虽然居于山林，但并未完全切断与外界的联系，而是与朝廷保持良好的关系，应梁武帝的请求为国家事务出谋划策，因而被誉为“山中宰相”。[②]梁武帝对仙丹也很感兴趣，要求陶弘景为他炼制。

由于炼丹的材料既昂贵又难于获取，皇帝的资助对陶弘景炼丹便至关重要，故而直到获得梁武帝的全力支持后，陶弘景才开始炼丹。梁武帝赐给他大量黄金、朱砂、曾青、雄黄等材料。[③]凭借这些资源，并在三个弟子的协助下，505—519年间，他在茅山进行了一系列炼丹尝试。[④]

---

① 姚思廉：《梁书》卷51，第742页；贾嵩：《华阳陶隐居内传》（HY 300）卷中，第13页下。

② 李延寿：《南史》卷76，第1899页。不难想象，陶弘景与朝廷的密切关系帮助他壮大了自己在茅山建立的上清派。见钟国发：《陶弘景评传》，第125—135页；Pettit, “Learning from Maoshan”。

③ 李延寿：《南史》卷76，第1899页。

④ 我对陶弘景炼丹实践的研究主要依据唐代贾嵩编撰的《华阳陶隐居内传》。虽然该书撰写的时间较晚，但书中所述与留存至今的陶弘景著作的断简残篇相吻合，使我有一定信心就此文本再现陶弘景的炼丹实践。见贾嵩：《华阳陶隐居内传》（HY 300）；Strickmann, “On the Alchemy of T'ao Hung-ching,” 123-192；坂出祥伸：『中國思想研究』，第113—146頁；钟国发：《陶弘景评传》，第135—162页。

陶弘景炼制的仙丹叫作“九转还丹”，需烧炼七个循环，九十昼夜，所需原料为七种矿石：矾石、曾青、白石英、丹砂、雄黄、雌黄、水银。为了炼丹，陶弘景先制可容三斗半（约10升）的土釜一口，釜分两半，各呈圆顶状，以口相合。然后在东流水旁作神灶屋，屋长四丈，广二丈，基四尺。筑灶于屋中央，灶内安一铁铙，土釜坐铙上，离灶九寸。

诸物齐备后，陶弘景便开始炼丹。先将一斤矾石放入下釜，接着依次放入曾青三斤、白石英两斤、丹砂十斤、雄黄四斤、雌黄五斤，然后以水银六斤灌注雌黄之上。之后，盖上上釜，用泥将两釜封紧。置密封的釜于铁铙上，在铙下燃火，离釜底六寸，烧九日九夜。接着他要根据时间逐渐加火，让火烧到釜的不同高度：距釜底三寸，至釜底之上三寸，至釜腹之上三寸，至釜腹之上五寸，至两釜相合处下一寸，每到一个高度均需烧九日九夜。随后熄火，将釜冷却十日。之后又燃火，至两釜相合处下半寸，烧三十六昼夜。整个烧炼过程总计九十昼夜，日子满了之后熄火，让釜冷却七日。最后打开釜，用三岁雄鸡的羽毛收集附着在上釜的精华，九转还丹就此炼成。①

506年初，陶弘景完成了九转还丹的第一次试炼。但是，当他打开釜后，却没有看到他想要的丹药。他把整个过程重复了一遍，但仍然没能成功。陶将其失败归咎于茅山环境不佳，因为最近前来朝圣者络绎不绝，污染了这片圣地。他认为，没有远离市廛是丹家大忌。为了改善此情况，508年，陶弘景离开茅山，周游江南，为其炼丹使命寻找更适宜

---

① 这一过程记载于六朝初期的一部炼丹术著作中，见《太极真人九转还丹经要诀》（HY 889），第1页下—第4页上；Strickmann, “On the Alchemy of T'ao Hung-ching,” 143–146；Pregadio［玄英］, *Great Clarity*, 193–200。

的场所。[①]

《隋书》对陶弘景炼丹失败作出了不同的解释。[②]炼丹的许多材料产于当时被北魏控制的北地，极难获取，南朝人不得不用易得但质劣的替代品。例如，陶弘景炼丹所用的重要材料雄黄产于西北的武都山谷（在今甘肃），当时北魏强盛，切断了武都雄黄的流通，使其在南地成为罕物。[③]陶弘景在其《本草经集注》中指出，因为一物难求，当时正宗雄黄的价格堪比黄金。他还注意到，王公贵族家的仆人经常偷取主人家的丹砂、紫石英，在市场上高价出售。这说明，当时对这些物质的需求很大。[④]虽然南北边境上偶有药市，并有药物从北方被偷运至南方的可能，但炼丹往往需要大量原料和反复试验，这些不稳定的渠道很可能供应不足。原料问题阻碍了陶弘景实现其雄心壮志。[⑤]

但是，陶弘景如何知道自己没有炼成仙丹呢？事实上，他似乎已经接近目标，每次打开釜，他都能看到一种色若“霜华”的东西。陶弘景的弟子都认为丹已炼成，陶却不这么认为，坚称最好的仙丹应该流光溢彩。例如，琅玕丹成，其飞华光彩三十七种；曲晨丹成，其飞华百杂乱色；太清金液丹成，其飞华“状奔月坠星，云绣九色”。若九转丹成，他期待看到其飞精九色，流光焕明。但是经过多年的努力，炼出来的丹药皆色如霜雪，无杂色，这对陶而言显然是失败的迹象。[⑥]

---

① 贾嵩：《华阳陶隐居内传》（HY 300）卷中，第8页下—第11页下。这种选择炼丹圣地的观念可以追溯至葛洪的著作。见《抱朴子内篇校释》卷4，第84—85页。

② 魏徵等：《隋书》卷35，第1093页。

③ 贾嵩：《华阳陶隐居内传》（HY 300）卷中，第5页下。

④ 陶弘景：《本草经集注》卷1，第33页；卷2，第148—149页。

⑤ 陈元朋：《〈本草经集注〉所载“陶注”中的知识类型、药产分布与北方药物的输入》，第184—212页。

⑥ 贾嵩：《华阳陶隐居内传》（HY 300）卷中，第12页上—第12页下。

陶弘景的传记进一步援引《丹诀》一书中的话来解释:“丹成无杂光彩,是毒丹,饵当暂死,须臾起去。”[①]正如“毒”在医学著作中具有双重意涵,“毒”的概念在中国炼丹术中也具有两面性。一方面,丹药能使人暂死,最后身体消失,这无疑是成仙的标志。另一方面,由于烧炼有问题,所得的纯色丹药无法使人成为最高层次的仙人,而那才是陶弘景孜孜以求的目标。519年,也就是陶弘景开始炼丹后的第14年,他得到一个启示:有位仙人下凡告诉他炼丹是徒劳无功的,因为没有人能通过服丹白日升天。五年后,历经七次尝试,陶弘景最终停止炼丹。[②]

不同于其他丹家,没有记录显示陶弘景曾服用过有毒丹药。[③]陶氏医药知识之博洽在《本草经集注》中已见一斑,此类知识可能使其对有毒矿物采取更为审慎的态度。[④]但更重要的原因是,陶弘景在5世纪江南地区一个道教新派别的形成中发挥了关键作用。该派别名为“上清”,强调通过炼气、吐纳、存思等养身之术长生不死。[⑤]虽然上清派道教徒仍然承认炼丹术的功效,但他们认为最高阶的修炼成就是成

---

① 贾嵩:《华阳陶隐居内传》(HY 300)卷中,第13页上—第13页下。《丹诀》很可能是一部已佚失的炼丹书的简称。

② 贾嵩:《华阳陶隐居内传》(HY 300)卷中,第14页上。该书还称,524年,陶弘景再次尝试炼丹,终于成功,炼制出来的丹药散发彩虹杂色。但我们不知他如何处理此仙丹。另有史料显示,519年前的某个时候,陶弘景曾向梁武帝进献飞丹。皇帝和他服用后,感觉身体变轻了(李延寿:《南史》卷76,第1899页)。司马虚(Michel Strickmann)认为,他们服用的不是致命药物,而是一种“医疗-炼丹滋补复合物”(Strickmann, “On the Alchemy of T'ao Hung-ching,” 162-163)。不管怎样,梁武帝和陶弘景都很长寿——梁武帝活到86岁,陶活到81岁——这表明他们从未服用过毒丹。

③ 陶弘景的弟子周子良(497—516)即是这样一位无所畏惧的丹家,他死于丹药中毒时年仅20岁。见周子良:《周氏冥通记》(HY 302)卷1,第3页上—第4页上,以及卷4,第19页上—第20页下;Bokenkamp, “Answering a Summons,” 188-202。

④ 坂出祥伸:『中國思想研究』,第138—140頁。

⑤ 关于对上清派早期历史的研究,见Strickmann, “Mao Shan Revelations,” 1-64;Robinet, *Taoism*, 114-148。

为“真人”，比服丹所成的“仙人”要更高一筹。重要的是，一个人只有通过修持上清派的功法才能成为真人。①作为推动上清派早期发展的核心人物，陶弘景在隐居茅山之后便致力于编撰上清经法，并按照其法修身炼气。这并不意味着他完全否定仙丹的神力，他的炼丹实践也不太可能完全是皇帝胁迫的结果，但相比其他一些丹家，他对服丹更为谨慎。对陶弘景而言，不必急着服食这些毒药，因为它们不是得道成仙的唯一路径，更不是最佳路径。

## 唐代对丹药的驯化

尽管在陶弘景的时代出现了修道长生的其他路径，但炼丹术在接下来的几个世纪里蓬勃发展。这在一定程度是由于隋唐的统一方便了炼丹材料的获取，大大降低了矿石的价格。例如，重要的炼丹原料雄黄，在陶弘景的时代其价格堪比黄金。但是到了唐代，它很容易在西北的武都地区采收，然后运往京城，与“瓦石同价”，价格竟然比运费还低。②原料价格的降低让更多的人能够参与炼丹，使其盛行于世。此外，唐帝国向西扩张，促进了丝绸之路沿线的贸易。新的矿物流入唐帝国，其中一些为丹家所珍视。以铅为例，波斯铅被认为比中国的铅更适合炼丹。③唐代的丹家也十分推崇来自波斯的不灰木，经常用它来解水银毒。④这些新材料丰富了他们的资源，激励他们探索炼制丹药的

---

① Pregadio, *Great Clarity*, 43－47；张超然：《由仙而真》，第260—326页；Stanley-Baker, “Daoists and Doctors”。

② 《黄帝九鼎神丹经诀》（HY 885）卷14，第2页上。

③ 《阴真君金石五相类》（HY 906），第33页上。

④ 《金石簿五九数诀》（HY 907），第7页上。

新方法。[①]

由于价格降低，原料更多样，炼丹不再是皇帝的特权，有兴趣的贵族和士人皆可践行。我们发现唐代许多文人雅士都在文字中提及他们的炼丹经历，甚至李白也曾涉足。[②]除了文字证据，考古发现也证实炼丹术在唐代的流行。例如，西安南郊的何家村出土了两瓮唐代窖藏文物，共计1 000多件，出土的地点被认为是唐玄宗堂兄李守礼（672—741）的府邸。这批文物的年代应在8世纪末，可能为李守礼后人所有，它们为我们展现了唐代贵族物质文化的丰富图景。[③]

瓮里琳琅满目的文物包括饮食器、金银饰品、钱币、制药工具，以及七种很可能用于炼丹的丹砂：光明紫砂、大粒光明砂（图7.1左）、光明碎红砂、红光丹砂、次光明砂、朱砂、井砂。这些名字指涉不同品质的丹砂，说明唐代人们对这一炼丹的主要原料有很强的鉴别力。此外，窖藏中还有四个银质石榴罐，可能是炼丹时所用的加热容器（图7.1右）。事实上，这些罐子的外面至今尚有清晰可见的火烧痕迹。这些材料和器具让我们对唐代炼丹实践有了更具体的认识。

由于炼丹术在唐代盛极一时，关于炼丹理论与技术操作的著作也大为增多。这些著作详细讨论了炼丹材料的毒性，并提出了控制其毒性的各种方法。[④]其中一部重要著作为《黄帝九鼎神丹经诀》，共20

---

① Schafer, *Golden Peaches of Samarkand*, 215–221；廖芮茵：《唐代服食养生研究》，第73—95页；陈明：《中古医疗与外来文化》，第278—296页。

② Bokenkamp, "Li Bai, Huangshan, and Alchemy," 29–55.

③ 陕西省博物馆革委会写作小组：《西安南郊何家村发现唐代窖藏文物》，第30—42页；耿鉴庭：《西安南郊唐代窖藏里的医药文物》，第56—60页；齐东方、申秦雁：《花舞大唐春》，第150—155页。

④ 尽管没有详细解释，六朝时期已有文本讨论如何处理炼丹原料的毒性问题。例如，《太清经天师口诀》简要描述了解金银毒的方法。见《太清经天师口诀》（HY 883），第5页下—第8页下。

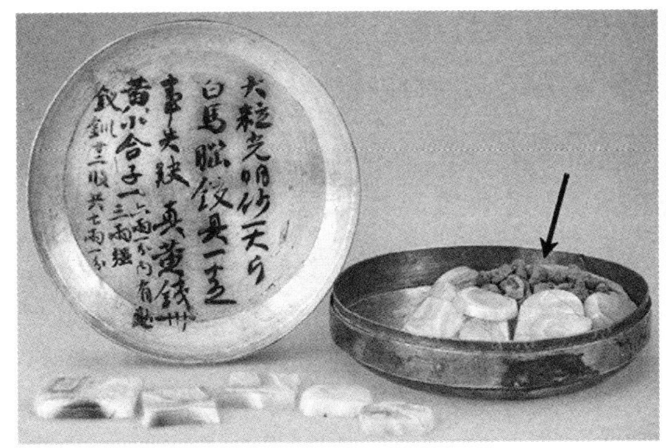
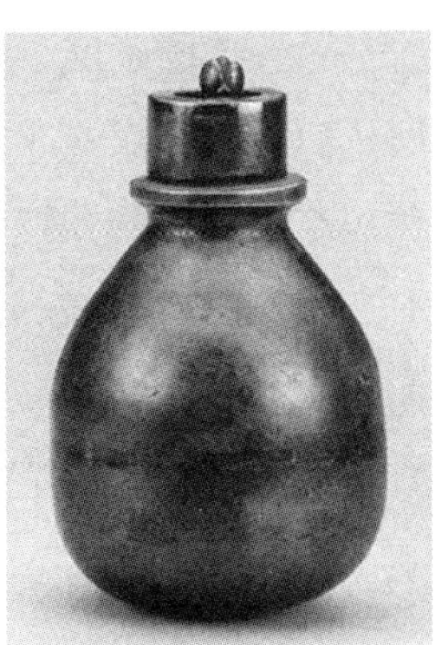

**图7.1**　何家村出土的丹砂与炼丹器具。箭头所指为七种丹砂之一的大粒光明砂（746克）。左图前方与盒子内的白色片状物为玛瑙，盒盖上的文字指出了盒内所装丹砂和其他物品的名字及数量。右图为一只石榴状银罐（高9.3厘米；外径3.05厘米；重845克）。图片来自齐东方、申秦雁：《花舞大唐春》，第151、153页，承蒙北京文物出版社允许使用图片。

卷，其关于炼丹方法的核心内容在卷1，此卷很可能产生于汉代，其余的19卷是7世纪增补的内容，进一步提供炼丹的技术指导。该书后19卷的作者不详，但从全书一再使用“臣”字自称来看，编撰该书很可能是为了献给朝廷，引起皇帝的兴趣。①

总体而言，《黄帝九鼎神丹经诀》认为炼丹用的大多数矿石都有毒。书中称，“上品诸石，多含毒气，成物必致伤人。譬如渴饮鸩浆，饥餐毒脯，欲益反损，为害实径”。②此处的说法显然指向药物分类体系，当时的本草著作正是以此为依据分门别类。然而，虽然本草书中的大多数上品石药被定义为无毒，这部著作却认为它们“多含毒气”，会伤及身体。这就意味着为了炼出安全的仙丹，必须制伏其中有毒的原料。

---

①　Pregadio, *Great Clarity*, 241－254.

②　《黄帝九鼎神丹经诀》（HY 885）卷6，第4页上。关于鸩酒的讨论，见第一章。

另一个例子是炼丹中的核心原料丹砂。自汉代始，中国的丹家们就认识到它可以变成水银，然后又变回丹砂。这种红色固态矿石和白色液态金属之间独特的转变，使它们成为炼丹不可或缺的材料。[①]因此，炼丹和医学文献经常将丹砂和水银一起讨论。《本草经集注》将它们一前一后列为上药，强调它们养身厚生的价值。有意思的是，《本草经集注》认为水银有毒，而丹砂无毒。[②]《黄帝九鼎神丹经诀》对这一观点提出了不同意见：

> 人见本草丹砂无毒，谓不伤人。不知水银出于丹砂，而有大毒。故《本草》云：水银是丹砂之魂，因丹而出。末既有毒，本岂无毒。[③]

鉴于这两种物质密切相关，这看上去是一个合理的推断。[④]

石药的危险性促使唐代丹家寻找各种方法来降低其毒性。例如，《黄帝九鼎神丹经诀》提供了一系列炼制"丹之要者"水银的方法。[⑤]首先需加热，与此过程相关的一个术语"伏火"值得我们关注。此前一些学者将其理解为"为火所定"（"fixed by fire"），指一种防止挥发

---

① 《抱朴子内篇校释》卷4，第72页；赵匡华：《我国古代"抽砂炼汞"的演进及其化学成就》，第128—153页。

② 陶弘景：《本草经集注》卷2，第129—130页。

③ 《黄帝九鼎神丹经诀》（HY 885）卷13，第1页下。

④ 唐代的本草书将水银从上品降至中品，与其有毒的药性更相吻合。见苏敬等：《新修本草》卷4，第107页。

⑤ 《黄帝九鼎神丹经诀》（HY 885）卷11，第1页上—第11页下。关于中国医学和炼丹术中水银的使用，参见Liu and Kuriyama, "Fluid Being"。

性矿物散失的加热技术。[①]但这个词还有第二层意涵。鉴于炼丹术著作经常用"火毒"一词指某些矿石的热力,"伏火"也可能意为"降伏火毒"。因此伏火技术不仅仅是为了保存炼丹原料,也是为了降低其毒性。加热通常需要很长时间,并依次添加各种物质。举一法为例,先在黄矾石水中煮水银,直至矾石水完全蒸发。然后,将粉碎的磁石放入汤中煮沸,并将牛粪、不灰木烧成灰,用汤淋此二灰。接着,将处理过的水银放在由此而产生的汁水中煮一日一夜,继而又用醋煮一日一夜,用酒和蜜再煮一日一夜,再用真酥煮三日三夜。最后,在黍米中蒸三日三夜。经过如此复杂的过程,水银之毒皆尽,"可以入万药,服饵神仙"。[②]

上述过程中用到了醋(在炼丹书中被称为"左味"),这一点值得注意。在中国本草著作中,醋常被用作解毒剂,可以"杀邪毒"。酒和蜜也有类似功效。[③]但醋在炼丹术中比较特殊,被认为是能解汞、铅之毒的三阳药之一。[④]唐代炼丹术的一个核心理念是,在炉鼎内扭转乾坤,让各种形态的物质回归原始太一。这种"太一"通常被想象为一种纯阳的状态,尚未经历阴阳分化。[⑤]根据这一逻辑,阳药可以为炼丹材料增加阳力,促使它们回到纯阳状态。就这一点而言,时间也很重要。《黄帝九鼎神丹经诀》强调,制水银应择三阳之时,即奇日奇时,尤以五月五日、七月七日为最佳时间,因为它们是夏季最热的阳日。如果不遵守这些规则,水银中的毒性将无法消除,炼制出来的丹药将会

---

① Pregadio, *Great Clarity*, 169;陈国符:《陈国符道藏研究论文集》,第320—324页。

② 《黄帝九鼎神丹经诀》(HY 885)卷11,第9页上一第9页下。

③ 陶弘景:《本草经集注》卷6,第397—398页;卷7,第510、514页。

④ 另外两种阳药是硇砂(金贼)和金银屑(黄白)。

⑤ Pregadio, "Elixirs and Alchemy," 179-180.

置人于死地。[1]

唐代丹家除了在炼丹过程中去除原料的毒性, 驯化丹药, 对于如何服用这些猛药也小心翼翼, 尤其注意剂量问题。《黄帝九鼎神丹经诀》警告说, 服一刀圭（0.2克）丹药, 人便会暂死半日左右, 然后复活, 仿佛从梦中醒来, 这其实是极其危险的情况。为避免用药过量, 必须遵照配方, 以半黍粟为度, 即一刀圭的六十四分之一。[2]这种对剂量的敏感与医家在用药时的审慎态度如出一辙; 例如,《神农本草经》建议, 用毒药治病, 一开始宜用小量, 如粟黍大小。[3]二者之间的相似性表明炼丹著作和医学文本在毒药的剂量控制方面有共识。

此外, "暂死" 一词值得注意。我们在陶弘景的传记中遇到过这个词, 它指的是成仙的一个层次, 虽然不是最高层次。而在《黄帝九鼎神丹经诀》中, "暂死" 指向一种昏迷状态, 这让我们想起本章开头的故事: 李抱真服食丹药后失去了知觉。两万丸的摄入量无疑表明服药过量, 使其最终死亡。"暂死" 从成仙的象征变为身体危机的症状, 这个词意涵的转变揭示唐代对丹药的危害性有了更深的认识。

## 服丹之体

显然,《黄帝九鼎神丹经诀》是通过身体反应来判断服丹正确与否。关注丹药对身体的影响并非始于唐代; 纵观中国炼丹术的悠久历史, 许多丹家都已注意到丹药对身体的剧烈冲击, 并提出了各种解

---

① 《黄帝九鼎神丹经诀》(HY 885) 卷10, 第4页下; 卷11, 第5页上—第6页上。

② 《黄帝九鼎神丹经诀》(HY 885) 卷20, 第17页上。刀圭是中国传统药学的度量单位, 大小相当于四颗小豆, 而一颗小豆的大小相当于八粒黍粟。因此, 从一刀圭到半黍粟, 有64倍的差距。参见《本草经集注》卷1, 第38—39页。

③ 《神农本草经辑注》卷1, 第27—28页。另见第二章。

释。研究这些“服丹之体”能让我们透过自我转化的镜头一窥药物的力量。

在中国炼丹史的早期，服丹之体常常被描述成是令人惊叹和敬畏的。《晋书》中的葛洪传记载，在隐居罗浮山的最后时日里，葛洪曾致信友人邓岳，称自己将远行寻师。邓岳立即赶去送别，却发现葛洪已卒，但脸色和生前一样，身体也很柔软。将尸体殓入棺材，只觉得棺材很轻，似乎里面只有衣服。人们都说葛洪已“尸解”成仙。[①]

“尸解”是一个经常出现在早期道教神仙传记中的术语，用来描述修道已成之人的仙逝：死后不久尸体即消失，只留下道服、宝剑、符箓等随身物品。然后此人在遥远的某处再次出现，其名字已经改变。早期的道教文本常把尸解解释为类似于蛇蜕皮或蝉脱壳的过程，是一种“形之化”。这些类比表明，死亡只是表象，尸解者实际上已经成仙。[②]

然而，值得我们注意的是，葛洪认为尸解是一种低级的成仙方式。在《抱朴子内篇》中，葛洪引《仙经》云：“上士举形升虚，谓之天仙。中士游于名山，谓之地仙。下士先死后蜕，谓之尸解仙。”[③]在此层级中，那些尸解仙仍然流连于人间。葛洪进一步解释，丹药的服用量决定了仙位的高低：服用半剂，仍留在世间；服用一整剂，即升天。但不是每个人都会选择后者吗？不一定。葛洪引彭祖的话说，天上的事务非常繁重，尤其新晋神仙更要侍奉诸多大神，所以他们中的很多人宁愿在人间多待一

---

① 房玄龄等：《晋书》卷72，第1913页。

② 关于尸解的研究，见Robinet, “Metamorphosis and Deliverance,” 37–70；Cedzich, “Corpse Deliverance,” 1–68；Campany, *To Live as Long as Heaven and Earth*, 52–60；Pregadio, “Which Is the Daoist Immortal Body?,” 389–392。

③ 《抱朴子内篇校释》卷2，第20页。

段时间，享受无忧无虑的生活。[①]因此，尸解成仙也有自己的优势。

其他文献对尸解有不同的描述。5世纪的《宋书》讲述了这样一个故事：472年，南朝宋将军刘亮令道士孙道胤为其炼制仙药。后仙药炼成，但“火毒”未消，刘亮不顾道士的警告，贸然吞下了仙药。一顿饱饭后，他感到“心动如刺”，不久就丧了命。后来，人们看到刘亮骑着白马，带着数十人出关西行，这是尸解的迹象。在这个故事里，尸解虽能成仙，但要付出代价：丹药的热力引发剧痛。[②]

陶弘景的著作也提及了服丹之体的疼痛。他所编撰的道书《真诰》汇辑了4世纪流传于江南地区的一系列仙人诰谕，书中描绘了服用“太极真人遗带散”后的身体反应：

> 白粉，服一刀圭，当暴心痛如刺，三日欲饮，饮既足一斛，气乃绝。[③]绝即是死也。既敛，失尸所在，但余衣在耳，是为白日解带之仙。[④]

与刘亮的情况类似，此丹药引起了强烈的体感：心痛如刺、口干舌燥，后者可能是由丹药释放的热量引起的。神仙传记在描述尸解时往往突出尸体的异象与其在死后的神奇消失，而上文的两个例子却将注意力转向了死亡之前身体的体验。对服丹之体描述的转变凸显了“毒”的两面性：丹药的力量在痛苦的体感中得以体现，但这并不妨碍

---

① 《抱朴子内篇校释》卷3，第52—53页。

② 沈约：《宋书》卷45，第1377—1378页。

③ 斛是容量单位。六朝时期的一斛大约相当于现在的0.2升。见丘光明：《中国历代度量衡考》，第254—255页。

④ 陶弘景：《真诰》（HY 1016）卷10，第5页上。

它助人成仙的终极目标。

尽管服丹可以成仙，但它造成的痛苦也使成仙之旅令人生畏。所以我们看到，六朝的一些丹家不敢服用丹药。陶弘景在《真诰》中讲述了这样一个故事：有四名道人一起炼制神丹，其中二人服用后即死，剩下二人受此惊吓，决定不服丹——后来才发现那两位同道中人已然成仙。暂死后成仙的故事主题在当时的神仙传记中很常见，但它也清楚地表明，一些丹家对服丹心存疑虑。①

后来唐代的炼丹著作更详细地描述了服丹的身体体验，其中《太清石壁记》尤为值得一提。以6世纪晚期的一部著作为基础，该书题为楚泽先生编，作于758年或759年。②书中载录了一批丹方和丹药服用规则，也描述了丹药对身体的影响。此书提出独特观点，认为服丹不仅能成仙，而且可以治病。书中的“服丹觉触”一节写道：

> 服丹后，觉身面上痒，如虫行身面，手足浮肿，见食臭，吃食呕逆恶心，四肢微弱，或痢或吐，头痛腹痛。并请不怪，此是丹效排病之验也。③

这段话生动地描绘了丹药在身体引发的猛烈效果，包括疼痛、吐

---

① 陶弘景：《真诰》（HY 1016）卷5，第8页上—第8页下。与此类似的另一个更为著名的例子是丹家魏伯阳的故事。他带着三名弟子入山炼制仙丹。炼成后，他声称那是毒丹，用丹喂狗，狗当场死亡。但是魏伯阳和信任他的一名弟子还是服用了丹药，结果也死了。另外两名弟子终究不敢服丹，后来才发现，魏伯阳和那名没有畏缩的弟子已然成仙。见Campany, *To Live as Long as Heaven and Earth*, 379-380, 543-544。

② 陈国符：《道藏源流考》，第314—315页。

③ 楚泽先生：《太清石壁记》（HY 881）卷中，第7页上。

泻、知觉混乱。和早期强调心痛的叙述相比，此处描述了丹药对整个身体的巨大冲击，并认为这些体感不是发病的症状，而是治疗效果的体现。为了支持这一解释，该书还引用了《尚书》里关于猛药的一句名言："夫药不瞑眩，其疾不瘳。"[①]因此，丹药引起的剧烈身体反应并非病状，而是疗效之佐证。

为了阐明这一点，《太清石壁记》进一步将身体体验与特定疾病的治疗相关联。书中预测，服丹15日后，身体会有异样感。如果之后会呕逆，吐出许多鼻涕与唾液，那么此人腹内脾肺间有毛病。如果是头痛目眩，唇干面热，眼中泪出，鼻内水流，那么此人患有"热风"。如果丹药会让人拉肚子、尿频、不停排脓血，泻出各种虫，则此人有三焦之疾。[②]诸如此类，不再列举。最后，作者指出这些强烈的反应不过是药气流通的表现，服丹者得神药之力后，"病动之状"就出现了。[③]"动"字暗示疾病潜伏在体内，直到被强劲的丹药扰动。许多反应——呕吐、涕泪横流、腹泻、排虫——标示了体内有害物质的清除。因此，这些强烈的体感被视为一个净化的过程，即为了治愈身体而扰动和驱除深藏体内的疾病。[④]

净化身体与成仙有何关系？成仙乃是终极目标，《太清石壁记》的

---

① 楚泽先生：《太清石壁记》（HY 881）卷下，第11页上。《尚书》中的原文为："若药弗瞑眩，厥疾弗瘳"，见《尚书正义》卷10，第294—295页。

② "三焦"是中国传统医学的六腑之一，在现代生物医学中无对应物。其功能是控制身体中水道之开合，调节消化和排泄。见《黄帝内经素问校注》，第8篇，第129页，以及第9篇，第150页；Sivin, *Traditional Medicine in Contemporary China*, 125。

③ 楚泽先生：《太清石壁记》（HY 881）卷下，第10页下—第11页上。秦汉时期的一些医籍认为，疼痛是体内气循行异常的症状，但《太清石壁记》将疼痛和其他强烈的体感视为丹药强悍的药气在发挥治病疗疾的作用。见Lo, "Tracking the Pain," 191-211。

④ 在道家对疾病的想象中，虫尤其占有重要地位。他们认为，虫与人体共生，体虚时可侵蚀脏腑，对生命构成永久威胁。见Yamada, Toshiaki［山田利明］, "Longevity Techniques," 99-124；Huang［黄士珊］, "Daoist Imagery of Body and Cosmos, Part 2," 33-64；Liu, "Words, Demons, and Illness," 19-23。

作者充分认识到了这一点。在早先著作的描述中，丹药往往给身体带来极端的痛苦，并常导致猝死。而在《太清石壁记》中，丹药仍然可能引起强烈的体感，但不会使人立即死亡，这可能是上述唐代丹家采用谨慎的炼制过程和剂量控制的结果。因此，服丹者会有更多时间体验丹药的力量，思考它对身体的影响；对丹药能治病的认知可能是这种长期体验的产物。疾病的祛除净化了身体，为一个人最终成仙铺平了道路。

最后，虽然《太清石壁记》对服丹之体的感受给予正面解释，但如果这些反应持续太久，它们便会成为病症。不舒服的体感应该只是暂时的，疾病消除后，服丹者应该恢复正常的感觉。例如，该书建议，如果一个人服丹八日后仍然呕吐、腹泻，应采取冷治法，如食冷粥、洗冷水浴来缓解症状。①这些方法和五石散的用法类似（见第六章）。这两种情况都是用有毒的矿物治疗疾病，其引发的强烈体感成为衡量和应对药物效果的重要标志。

## 小结

现代学者常把服丹思想和实践放在中国宗教史上的一次重要转变中观察，此转变即为从炼制外丹到修炼内丹。内丹术指各式各样凝神冥思的方法，它和外丹术有类似的术语与目标，但它不强调服食丹药，而是代之以在体内炼气。这两种丹道很早就在历史上共存，但是10世纪以后，内丹术成为道家修炼成仙的主要方法。②丹药中毒很可能在这一转变中发挥了重要作用，这一点在中古中国的丹家对丹药力量多

---

① 楚泽先生：《太清石壁记》（HY 881）卷下，第11页下—第12页上。

② Skar and Pregadio, "Inner Alchemy (*Neidan*)," 464–497; Yokote［横手裕］, "Daoist Internal Alchemy," 1053–1110.

样的、有时相违的诠释中得以体现。不同丹家常常通过毒的两面性来理解这种力量，他们对丹药之毒的解释也各不相同。

在葛洪的笔下，毒的效力基于身体的状况：一个人只有打造了强健的体质后才能享受毒丹的妙处。而在陶弘景看来，没有杂色的毒丹是由缺乏上好的炼丹原料，或炼丹仪式中的不洁所致。这样的丹药尽管品质不是最佳，但依然可以使人成为低级仙。相比之下，唐代丹家开始强调水银等炼丹原料的危险性，在他们的著作中，“毒”意味着这些矿物中必须驯化的热力。因此，他们采用一系列方法来减低这些原料的毒性，控制服丹剂量，并合理应对丹药引发的身体反应。

此外，除了对丹药之毒有不同理解，不同丹家对服丹之体也有不同看法。葛洪认为，丹药坚固的物质性会转移到身体里，使其变得同样坚固。这样一具不朽的躯体常常呈现异象，令人惊叹。它以尸解的形式奇迹般地消失，彰显了丹药的神力。另有一些文本，如陶弘景的著作，描述了尸解的痛苦经历，使一些丹家犹豫不决，不敢服用。但是，无畏的信徒将此体感视为最终成仙的必要环节。到了唐代，我们看到一些炼丹文本从治疗的角度详细描述了服丹后的身体感受，如呕吐、腹泻和排虫等，但这些强烈的体感被诠释为净化身体并促使其转化升仙的标志。

最后需要指出的是，葛洪、陶弘景、孙思邈等丹家也精通医术，都撰写了很有影响力的医学著作。[①]诚然，这些医书更关注治病疗疾、维持健康，而不是成仙。尽管如此，一些知识与疗病、升仙这两种追求都有关，例如，医书所认定的矿物的毒性，是丹家理解丹药药力的基础。丹

---

① 除了两部方书（见第五章），孙思邈还编撰了炼丹著作《太清丹经要诀》，该书对丹药治病之用的讨论与《太清石壁记》有类似之处。见Sivin, *Chinese Alchemy*。

家处理丹药的许多方法，和医家处理五石散等猛药的方法相似：二者都会在体内产生大量的热，都需要小心服用，都很容易变成致命的毒药。虽然服食仙丹和五石散的风尚到了唐末已日渐式微，但是用有毒物质治病的传统却绵延不绝，在接下来的若干世纪里继续在中国医疗文化中扮演重要角色。

# 结　语

古之时庸医杀人。今之时庸医不杀人，亦不活人，使其人在不死不活之间，其病日深，而卒至于死……今之用药者，大抵杂泛而均停，既见之不明，而又治之不勇，病所以不能愈也。

——《日知录》[①]

我们对中国毒药史的探索之旅已清楚地揭示有毒物质在中国传统医学和中古社会的重要性。“毒”的两面性以及此两面性在社会不同领域中产生的影响，展示了这一关键概念如何在制药技术、政治议程和宗教愿景中体现。在关于“毒”的各种表述中，核心思想是转化，具体表现在以下三个方面。

首先，自肇始于汉以来，中国传统药学便包含各种各样的物质，而每一种物质都具有变化的潜力。也就是说，没有一种药物拥有固定不变的本质或功效，在适当的条件下，任何物质，甚至是一些猛烈的毒药，都可以用来治病疗疾。药物这种极大的可塑性是古代中国医药实践的核心，它根植于古老的哲学思想：世间万事万物都在不断变化之中。药物，尤其是毒药，被小心制备、使用，以减轻其毒性：剂量、炮炙、配伍、病人身体的细微变化、准确无误的仪式操作都至关重要。各种制药技术在汉代已经出现，随着医者愈来愈关注药材的品质和药物的安全使用，5世纪的药学著作对技术的阐述更为详尽。由此看来，毒药在中国传统

① 《日知录集释》卷5，第279页。这段话引自余岩：《毒药辨》，第4页。

药学中的显著地位意味着制药技术是转化这些强劲物质的核心。

其次,除了药物本身流动的物质性,医药知识在不同政治和社会空间传播时也发生了许多变化。在7世纪的中国,隋唐政府积极介入医学,通过编撰权威文本、建立新机构和制定律令来规范药物知识和管理医疗实践。然而,这些知识并没有因皇帝的一声号令而固化,它们一经传播到地方,就根据当地的医药资源状况和当地人的具体用药需求而发生显著的变化。此外,经典文本中的医药知识也不稳定,经常会被中古的医家所改动,这些医家尤其对医方的效验感兴趣,并依靠自己的行医经验来评定医方的效用。因此,中古时期新医学知识的形成是政治权威和地方需求,以及文本权威和实践考量之间的动态博弈。

再次,药物一经摄入,就会深深地改变身体,这种改变不仅仅涉及通过治病使身体恢复正常状态,也包括转化身体,使其达到更高的生存状态。对养身厚生的追求是中国传统药学的独特之处,而毒药在此追求中占据了重要地位,但对丹家和医家而言它们却具有两面性:它们拥有彻底改变身体,使之超越死亡的力量,但同时也能缩短乃至终止人的生命,诱人的愿景和无时不在的威胁始终交织在一起。值得注意的是,服丹之体因丹药之毒而产生强烈、痛苦的感觉,这样的身体反应让一些人却步,而在另一些人眼里则是丹药效力的体现。在此背景下对毒药的研究揭示了身体体验在理解和使用药物方面的重要性。

此外,本书将毒药研究置于古代中国的医疗、政治和宗教文化中,通过考察社会不同群体在医疗实践和新的医药知识生产中扮演的角色,追踪了中国传统医学在历史上的重要变化。六朝时期,有贵族背景的医学世家连续数代行医,撰写有影响力的药学著作。江南地区成为他们活动的中心,在该地区,各式各样的医学和炼丹著作在地方精英的圈子里流传。到了7世纪，隋唐帝国定都长安，医疗活动的中心也随之转移到京畿地区。在新的政治环境下，国家积极规范药物知识、监管毒药的使用，并建立新的医学机构，招募杏林高手。8世纪中叶的安禄山叛乱大大削弱了唐中央政权的统治，情况也随之一变。结果，医疗活动的中心又从国家移向了士大夫，他们越来越多地参与药物知识的生产与传播。

最后一个转变值得进一步阐述。士大夫投身医学在晚唐时期并不完全是新鲜事。主持编纂《新修本草》的苏敬，以及参与此国家项目的其他几位撰者即来自这个群体（见第四章）。《外台秘要》的作者王焘也是这样一位士大夫（见第五章）。这些文化精英对医学非常感兴趣，但并不靠行医谋生。然而从9世纪开始，更多文人，尤其是那些官场失意之人，致力于学医、收集医方，并和朋友分享有用的医疗知识。本书开场故事中的刘禹锡就是一个活生生的例子。他曾参与朝廷雄心勃勃却又昙花一现的政治改革，9世纪早期被贬谪到偏远的岭南，他在那里根据自己的经验收集医方，希望这些方子能让他更好地应对南方的恶劣环境。①本书开头讨论的刘禹锡求医的故事，为我们上了关于以毒为药的重要一课，对此历史的探究成为本书的核心。重要的是，刘禹锡的故事也传递了一个政治信息：他在最后总结道，正如用药物治疗身体必须慎重，君王应该采取有力而灵活的政策来治理国家。②这位被放逐的学者以医学为隐喻倡导其政治理念。

刘禹锡不是唯一一个关注医学并通过其表达政治观点的文人，和他同时代的一些士大夫也热烈地探讨医学问题。他们常常关注以养生为目的服食有毒石药这个有争议的话题，这样的服石行为在当时的文

① 范家伟：《刘禹锡与〈传信方〉》，第111—144页。
② 刘禹锡：《刘禹锡集》卷6，第77页。

人学士中特别流行。例如，柳宗元热衷于服食石钟乳，对其形态、种类和产地都有深入认识。在一封写给姐夫的信中，他展示了有关石钟乳的广博知识，并批评那些固执地认为只有某些产地才能出产最佳石钟乳的人。柳宗元的信中也包含了一个重要的政治信息：政府选拔人才不应局限于特定的地域，而应看其德才。[①]为了恢复身体的活力，当时的文坛领袖韩愈晚年服用硫黄。与他同时代的白居易也积极参与医学问题的讨论，他对韩愈的做法不以为然。[②]然而，尽管韩愈对服食硫黄感兴趣，他却谴责肆无忌惮地服食丹药的行为。韩愈兄长的孙女婿因丹药中毒而亡，韩愈在为他撰写的墓志铭中痛斥这种服丹狂热，认为它杀人不可计数。有意思的是，韩愈认为丹药引发的痛苦体感是发病的症状，而不是治愈的迹象。事实上，他直接驳斥了类似于我们在《太清石壁记》中看到的将此剧烈感受视为疗效之体现的解释（见第七章），称之为可悲的借口。在韩愈的眼中，丹药不过是一种致命的毒药。[③]

虽然全面考察唐代文人的医学撰述需要进一步的研究，但我希望这些故事能让我们一窥9世纪的士大夫对医药的不同理解——这些医学知识经常和他们的政治观点纠缠在一起。从这一点来看，随着士大夫成为医学知识的主要生产者和传播者，9世纪标志着中国医学进入了新纪元。到了宋代，当越来越多的文人仕途无望，不得不行医为生时，这种参与变得更为显著。[④]

文人积极介入医学的行为一直到明清时期而不衰，但那是中国药

---

① 柳宗元：《与崔连州论石钟乳书》，第515—518页。

② Davis, "Lechery, Substance Abuse, and ... Han Yu?" 89-91；范家伟：《中古时期的医者与病者》，第200—222页。

③ 韩愈：《故太学博士李君墓志铭》，第2655—2657页。

④ 陈元朋：《两宋的"尚医士人"与"儒医"》；Chen, *Good Formulas*。

学史上一个非常不同的时刻：国家对编纂权威药学著作的兴趣减弱，药物贸易在整个帝国范围内迅速发展，本草知识渗透到大众文化中。[①]然而，用毒药治病的做法在此时期依然非常盛行。例如，16世纪的《本草纲目》设立了专门的毒草篇，包含51种有毒植物，它们各有各的医疗用途。[②]由于这些有毒药物的效用和危险相互交织，如何使用它们成了当时一个引起热议的问题。17世纪的著名学者顾炎武曾对此问题发表看法，本章开头就引用了他的评语。顾氏抨击当时的很多医生不敢用毒药治病，他强调毒药的猛力可以治疗顽疾，但当时的医者往往无视这一点，出于安全的考虑仅用温和之药消极地治病。用毒药治病当然有风险，但是一名有责任的良医应该勇于冒此风险，积极地、有策略性地使用毒药来根治痼疾。值得我们注意的是，顾氏的话也带有政治色彩：他在文章的最后说，选拔官员应该遵循与开药相同的原则，与其将职位随意分给许多人，不如任用一批能人。[③]可以说，顾炎武沿袭了将医学作为隐喻来传达政治信息的悠久传统。

既然整个帝制中国以毒为药的传统延绵不衰，那么如今我们认为中药温和无害的观念又从何而来呢？答案在于近代对中国传统医学的重塑。从19世纪至20世纪上半叶，随着西方现代生物医学的传入与科学主义在中国的崛起，中国传统医学经历了严重的危机，其合法性遭到了质疑。在这个动荡的时代，中医的支持者和国家相周旋，提出一系列措施来改造他们的医学实践，以恢复他们的威信。[④]在此大背景下，强

---

① Bian［边和］, *Know Your Remedies*.

② 李时珍：《本草纲目》卷17，第1113—1229页。

③ 《日知录集释》卷5，第280页。

④ Lei, *Neither Donkey nor Horse*; Andrews, *Making of Modern Chinese Medicine*.

调中药的温和性与自然性是一种策略性的话语，它彰显了中医独一无二的优势，由此为自己赢得合法性，对抗现代生物医学的主导地位。此外，20世纪下半叶中西医之间的关系发生了反转：中医的全球化意味着它日益被认为是西医及其缺陷的很有吸引力的替代品。这一看法在西方世界尤为盛行，其结果是将中医理想化、浪漫化，认为它对现代生物医学提出了强有力的批评。但这种批评却遮蔽了这样一个历史事实：跨越广袤的时空发展起来的中国传统医学具有异质性、多样性以及复杂的内在动力。20世纪对中医理想化、浪漫化的看法一直延续到我们当下的时代。①

但是我们不能把中医简化为一个理想化的、一成不变的他者，而必须把它作为一个深深根植于历史的、错综复杂、不断变化的思想和实践体系。我们不能只关注中西医之间的显著差异，还必须思考它们之间有意义的共鸣，这会有助于我们更深刻地理解当代医学。毒药为实现此目的提供了一个绝佳的视角：本人针对这些猛烈之物的历史研究让我们对当代中西医两个体系内的药学实践有了新的领悟。

当今的中药房继续使用各种有毒物质，如附子、朱砂、蛇胆。在西方毒理学的指导下，这些药物一般都处于严格的监管之下，被十分谨慎地使用，我们在本书所呈现的一些中古医家身上也能看到类似的态度。20世纪的新现象是，随着西方生物医学的崛起，中国的一些医学研究人员在推进中医现代化的行动中，试图将传统药学知识融入生物医学研究，以便开发新疗法。使用这种"中西医结合"方法的一个著名案例是屠呦呦和她的研究团队于20世纪70年代成功地从常用中草药青蒿

① 关于中医全球化的过程及其影响的概述，详见Barnes, "World of Chinese Medicine and Healing," 284-378。

中分离出青蒿素。事实证明该药物对于治疗疟疾非常有效，屠呦呦因此而荣获2015年的诺贝尔生理学或医学奖。①

为更少的人所知，但同样重要的是张亭栋的故事，他是哈尔滨的一位接受过中西医学教育的血液病学专家。20世纪70年代，他率领一个团队对从当地一名中医获取的一个药方进行了一系列研究。该药方含有砷、汞、蟾毒，因为能治多种癌症而流行于乡村。最终，张亭栋的团队发现三氧化二砷是治疗急性早幼粒细胞白血病（APL）的关键成分。这一发现沉寂了20年后，于20世纪90年代获得了国际认可。如今，三氧化二砷已成为对付APL最有效的药物。在这个例子中，一种在中国传统药学中有漫长应用史的毒药成功地被转化成了现代化学疗法。②

然而，目前生物医学中已成功运用一些毒药的好消息不应该掩盖这些物质的黑暗面。近几十年来，中国和西方国家都出现了因服用中药而发生医疗事故的报道，彰显了一些中药潜在的危险性，需要监管它们的生产与使用。20世纪90年代有个颇受关注的案例涉及复方药龙胆泻肝丸的服用，此方最早出现在17世纪的一本医书中，用到十味草药，包括木通。木通含有马兜铃酸，现代生物医学研究发现此成分会诱发肾衰竭、膀胱癌和肝癌。此药在大陆、台湾和欧洲酿成的多起事故，引发了新的生物医学研究、公众辩论和法律诉讼，把中药使用的安全问题推到了风口浪尖。科学界强烈建议彻底禁止此药，因为实验室证据清楚地表明它会危害身体。而为其辩护者则强调此药伤身有多种原

---

① Hanson, "Is the 2015 Nobel Prize a Turning Point for Traditional Chinese Medicine?"

② Rao [饶毅], Li [黎润红], and Zhang [张大庆], "Drug from Poison," 495–502. 三氧化二砷是一种从砷矿中提炼出来的产物，宋代入药，名为"砒霜"，当时被认为能有效治疗疟疾。见Obringer, "Song Innovation in Pharmacotherapy," 192–213。

因，包括治错了人、疗错了病、将其作为保健药长期服用，以及最重要的一点：错误地替换了原有配方中的一种成分。[①]事实上，正如本书所揭示的那样，自中古时期以来，药物的安全使用一直是业医者萦绕于心的问题。看起来，关于这个有争议的药丸的辩论不会很快尘埃落定。

此外，本书通过彰显中国传统药学中毒与药的模糊界限，揭示了古代中国与现代西方药物使用之间的一些共通之处。正如汉字“药”在历史上有多重意涵，英文单词“drug”既可以指治病的药物，也可以指非法毒品。[②]但二者之间的界限在哪儿呢？大麻在美国合法化的曲折历史很能说明问题。因为大麻被视为损害身心健康的毒药，美国政府对大麻的谴责以及对它非法性的认定贯穿整个20世纪。但近几十年来，此备受争议的植物被认为是一种有价值的药物和无害的消遣品，因此许多州最终将其合法化。[③]随着这一变化，医学界对目前一些非法致幻药重新产生了兴趣，认为这些药具有治疗焦虑、成瘾和抑郁的潜力。[④]没有一种毒品在本质上是具有破坏性的，在适当的情况下，它们也有可能变为良药。

尽管如此，随着西方制药工业的崛起及其产品的激增，尤其是20世纪后期用于治疗精神疾病的产品层出不穷，我们的身体遭逢了各式

---

① Lord et al., “Urothelial Malignant Disease and Chinese Herbal Nephropathy,” 1515–1516；郝保华：《从历史角度科学理性认识中药的毒副作用》，第57页。这场争议的最新进展是，2020年中国政府颁布的最新版《中国药典》从药物条目中删除了马兜铃。

② 我在本书英文版中将“drug”和“medicine”视为同义词，用来翻译“药”一词，以此强调该词在中国历史上流动的意涵。关于drug一词在美国医学史中其含义从药物到毒品的转变，参见Parascandola, “Drug Habit,” 156–167。

③ Lee, *Smoke Signals*; Dufton, *Grass Roots*.

④ Pollan, *How to Change Your Mind*, 331–396.

各样的药品。[①]据美国国家健康统计中心（National Center for Health Statistics）估计，在过去的30天内，几乎一半的美国人使用过至少一种处方药，近四分之一的人口使用过三种或三种以上处方药。[②]由于缺乏充足的公共教育和有效的政府监管，服用海量药品常会引发严重的公共卫生危机，其中滥用合法药物是一个突出问题。最近美国发生的阿片类药物泛滥便是一个活生生的例子。20世纪90年代，制药公司以缓解病人的慢性疼痛为由头大力营销阿片类药物，但是如果不慎用，此类药物非常容易令人上瘾，造成严重甚至致命的后果。仅在2017年，就有至少47 000美国人死于阿片类药物过量服用，促使政府宣布这是一个公共卫生紧急事件。[③]这个问题的解决需要医疗人员、科研人员和决策者之间协调合作。从更根本的层面上看，这一事件再次凸显了药物治疗的两面性：如果处理不当，给人希望的良药会变成致命毒药。[④]

那么到底什么才是药？为了寻求答案，我们追溯到中国历史上最早有文字记载的时期，最终又回到我们自己的时代，看到了历史与当下之间的联结与差异。归根结底，这一点似乎很清楚：药物是流动不定的物质，无法被严格地归类为能治病或能伤人、良善或邪恶、合法或非法。在某种意义上，一种药是来自唐代医者的药箱，或是现代中药房的塑料瓶，还是美国制药公司的产品目录，并没有太大区别，结论是

---

① Herzberg, *Happy Pills in America*; Greene and Watkins, eds., *Prescribed*.

② 美国疾病控制与预防中心（www.cdc.gov/nchs/fastats/drug-use-therapeutic.htm, 2020年8月1日访问）。数据基于2013—2016年的统计。

③ 信息来自美国国家药物滥用研究所（www.drugabuse.gov/drugs-abuse/opioids/opioid-overdose-crisis#one, 2020年8月1日访问）。

④ 关于美国20世纪合法药物滥用史的最新研究，见Herzberg, *White Market Drugs*。

一样的：没有本质性的、绝对的、不变的内核来决定任何一种药物；它在实践中的效果总是和其他事物相关联，视技术干预、社会政治状况和个人身体体验而定。

最后，对药物的这些反思让我们领悟人类自身与世界之间亲密而复杂的关系。药物及其特殊的物质性，成为二者之间至关重要的中介。我们坚信这些物质具有改善我们身体的力量，但同时也为它们可能会带来的危险而焦虑。尽管有这样的不确定性，毒与药的两面性促使我们不遗余力地去体验、认识和利用世间万物。我们运用技术化毒为药，改造这些猛烈之物以应对我们所在时空中的具体状况，甚至从根本上转化自己，开启新的生命。正是通过这万端的变化，毒药缓解了我们的苦痛，提升了我们的身体，支撑了我们对美好生活的永恒追求。

# 参考文献

## 缩　写

HY　哈佛燕京学社对文本在《正统道藏》(1445)中文本的编号

## 手　稿

**敦煌文书**

巴黎法国国家图书馆

P. 3714(《新修本草》残卷, 669年或更晚)

P. 3822(《新修本草》残卷)

伦敦大英图书馆

S. 4534(《新修本草》残卷)

S. 9434(《新修本草》残卷)

大阪武田科学振兴财团杏雨书屋

《敦煌秘笈》之敦煌文书羽040R(《新修本草》残卷, 9世纪晚期), 大阪: 武田科学振兴财团, 2009

京都龙谷大学大宫图书馆

《本草经集注》序, 8世纪

**吐鲁番文书**

柏林国立图书馆

Ch. 1036(《本草经集注》残卷, 7世纪)

## 其他一手文献

班固,《汉书》, 北京: 中华书局, 1962。

丁光迪主编,《诸病源候论校注》, 北京: 人民卫生出版社, 1991。

陈藏器,《〈本草拾遗〉辑释》, 尚志钧辑释, 合肥: 安徽科学技术出版社, 2003。

陈寿,《三国志》, 北京: 中华书局, 1959。
陈延之,《小品方》, 高文铸辑注, 北京: 中国中医药出版社, 1995。
《春秋左传正义》, 左丘明传, 杜预注, 孔颖达正义, 北京: 北京大学出版社, 2000。
楚泽先生,《太清石壁记》, 758或759, HY 881。
《大唐西市博物馆藏墓志》, 胡戟、荣新江编, 北京: 北京大学出版社, 2012。
杜佑,《通典》, 王文锦等点校, 北京: 中华书局, 1988。
《敦煌医药文献辑校》, 马继兴等辑校, 南京: 江苏古籍出版社, 1998。
范晔,《后汉书》, 北京: 中华书局, 1965。
房玄龄等,《晋书》, 北京: 中华书局, 1974。
干宝,《新校搜神记》, 胡怀琛标点, 上海: 商务印书馆, 1957。
葛洪,《抱朴子内篇校释》, 王明校释, 北京: 中华书局, 1985。
——.《抱朴子外篇校笺》, 杨明照校笺, 北京: 中华书局, 1991。
——.《补辑肘后方》, 尚志钧辑校, 合肥: 安徽科学技术出版社, 1996。
顾炎武,《日知录集释》, 黄汝成集释, 上海: 上海古籍出版社, 2006。
顾野王,《宋本玉篇》, 北京: 中国书店, 1983。
韩愈,《故太学博士李君墓志铭》,《韩愈文集汇校笺注》, 刘真伦、岳珍校注, 北京: 中华书局, 2010。
《黄帝九鼎神丹经诀》, HY 885。
《黄帝内经素问校注》, 郭霭春主编, 北京: 人民卫生出版社, 1992。
释慧皎,《高僧传》, 汤用彤校注, 北京: 中华书局, 1992。
贾嵩,《华阳陶隐居内传》, HY 300。
《金匮要略》, 台北: 知音出版社, 2002。
《金石簿五九数诀》, HY 907。
《老子校释》, 朱谦之撰, 北京: 中华书局, 1984。
《雷公炮炙论》, 尚志钧辑校, 合肥: 安徽科学技术出版社, 1991。
李昉等,《太平御览》, 台北: 商务印书馆, 1975。
李林甫等,《唐六典》, 陈仲夫点校, 北京: 中华书局, 1992。
李时珍,《本草纲目》, 北京: 人民卫生出版社, 1975。

李延寿,《北史》, 北京: 中华书局, 1974。
——.《南史》, 北京: 中华书局, 1975。
《礼记正义》, 郑玄注, 孔颖达疏, 北京: 北京大学出版社, 2000。
令狐德棻等,《周书》, 北京: 中华书局, 1971。
刘安等编纂,《淮南子集解》, 何宁撰, 北京: 中华书局, 1998。
刘熙,《释名》,《汉魏丛书》, 王谟编, 台北: 鼎文书局, 1983。
刘昫等,《旧唐书》, 北京: 中华书局, 1975。
刘义庆,《世说新语笺疏》, 余嘉锡笺疏, 台北: 华正书局, 1984。
刘禹锡,《刘禹锡集》, 北京: 中华书局, 1990。
柳宗元,《与崔连州论石钟乳书》,《柳河东集》, 上海: 上海古籍出版社, 2008。
许维遹,《吕氏春秋集释》, 北京: 中华书局, 2009。
《毛诗正义》, 毛亨传, 郑玄笺, 孔颖达疏, 北京: 北京大学出版社, 2000。
《女青鬼律》, HY 790。
欧阳修等,《新唐书》, 北京: 中华书局, 1975。
欧阳询,《艺文类聚》, 汪绍楹注解, 上海: 上海古籍出版社, 1999。
《尚书正义》, 孔安国传, 孔颖达疏, 北京: 北京大学出版社, 2000。
沈约,《宋书》, 北京: 中华书局, 1974。
《神农本草经辑注》, 马继兴主编, 北京: 人民卫生出版社, 1995。
《神农本草经校注》, 尚志均校注, 北京: 学苑出版社, 2008。
史游,《急就篇》, 长沙: 岳麓书社, 1989。
司马迁,《史记》, 北京: 中华书局, 1959。
陶潜,《搜神后记》, 汪绍楹校注, 北京: 中华书局, 1981。
苏敬等,《新修本草》, 尚志钧辑校, 合肥: 安徽科学技术出版社, 1981。
——.《新修本草》, 据日本京都仁和寺藏十卷本影印, 上海: 上海古籍出版社, 1985。
孙思邈,《千金翼方》, 台北: 中国医药研究所, 1974。
——.《孙真人千金方(附真本千金方)》, 李景荣等校订, 北京: 人民卫生出版社, 1996。
——.《备急千金要方校释》, 李景荣等校释, 北京: 人民卫生出版社, 1997。

《太极真人九转还丹经要诀》, HY 889。
《太清经天师口诀》, HY 883。
《太上洞渊神咒经》, HY 335。
《太上灵宝五符序》, HY 388。
[日] 丹波康赖,《医心方》, 高文铸等校注, 北京: 华夏出版社, 1996。
陶弘景,《本草经集注》, 尚志钧、尚元胜辑校, 北京: 人民卫生出版社, 1994。
——.《真诰》, HY 1016。
《天一阁藏明钞本天圣令校证》, 天一阁博物馆、中国社会科学院历史研究所天圣令整理课题组校证, 北京: 中华书局, 2006。
黄晖,《论衡校释》, 北京: 中华书局, 1990。
王溥,《唐会要》, 北京: 中华书局, 1955。
王焘,《外台秘要方》, 高文铸校注, 北京: 华夏出版社, 1993。
魏收,《魏书》, 北京: 中华书局, 1974。
魏徵等撰,《隋书》, 北京: 中华书局, 1973。
吴普,《吴普本草》, 尚志钧等辑校, 北京: 人民卫生出版社, 1987。
许慎,《说文解字》, 北京: 中华书局, 1963。
徐之才,《雷公药对》, 尚志钧、尚元胜辑校, 合肥: 安徽科学技术出版社, 1994。
严可均,《全晋文》,《全上古三代秦汉三国六朝文》, 北京: 中华书局, 1991。
义净,《南海寄归内法传校注》, 王邦维校注, 北京: 中华书局, 1995。
姚僧垣,《集验方》, 范行准辑佚, 北京: 中医古籍出版社, 2019。
姚思廉,《梁书》, 北京: 中华书局, 1973。
《阴真君金石五相类》, HY 906。
俞正燮,《寒食散》,《癸巳存稿》, 沈阳: 辽宁教育出版社, 2003。
张华,《博物志校证》, 范宁校证, 北京: 中华书局, 1980。
张鷟,《朝野佥载》, 北京: 中华书局, 2005。
长孙无忌等撰,《唐律疏议笺解》, 刘俊文点校, 北京: 中华书局, 1996。
赵翼,《廿二史劄记》, 北京: 中华书局, 1963。
周密,《云烟过眼录》, 邓子勉点校, 北京: 中华书局, 2018。

周子良,《周氏冥通记》,陶弘景编纂,HY 302。
《周礼注疏》,郑玄注,贾公彦疏,北京：北京大学出版社,2000。
《周易正义》,王弼注,孔颖达疏,北京：北京大学出版社,2000。

## 二手文献

赤堀昭,「寒食散と養生」,『中国古代養生思想の総合的研究』,坂出祥伸編,東京：平河出版社,1988。

Akahori, Akira [赤堀昭]. "Drug Taking and Immortality." In *Taoist Meditation and Longevity Techniques*, edited by Livia Kohn in cooperation with Yoshinobu Sakade, 73–98. Ann Arbor: Center for Chinese Studies, University of Michigan, 1989.

Andersen, Poul. "Taiyi." In *The Encyclopedia of Taoism*, edited by Fabrizio Pregadio, 956–59. London: Routledge, 2008.

Anderson, Eugene N. "'Heating' and 'Cooling' Foods in Hong Kong and Taiwan." *Social Science Information* 19.2 (1980): 237–68.

Andrews, Bridie. *The Making of Modern Chinese Medicine, 1850–1960*. Vancouver: University of British Columbia Press, 2014.

Appadurai, Arjun, ed. *The Social Life of Things: Commodities in Cultural Perspective*. Cambridge: Cambridge University Press, 1986.

Arnold, David. *Colonizing the Body: State Medicine and Epidemic Disease in Nineteenth-Century India*. Berkeley: University of California Press, 1993.

——. *Toxic Histories: Poison and Pollution in Modern India*. Cambridge: Cambridge University Press, 2016.

——. "Toxic Remedies: Poisons and Medicine in Eurasian History." *History Compass* 20.11 (2022): 1–10.

Arthur, Shawn. *Early Daoist Dietary Practices: Examining Ways to Health and Longevity*. Lanham, MD: Lexington Books, 2013.

Barnes, Linda L. "A World of Chinese Medicine and Healing: Part One and Two." In *Chinese Medicine and Healing: An Illustrated History*, edited by TJ

Hinrichs and Linda L. Barnes, 284–378. Cambridge, MA: Belknap Press of Harvard University Press, 2013.

Barrett, T. H. "The Religious Affiliations of the Chinese Cat: An Essay Towards an Anthropozoological Approach to Comparative Religion." *The Louis Jordan Occasional Papers in Comparative Religion* 2. London: School of Oriental and Asian Studies, 1998.

——. "Climate Change and Religious Response: The Case of Early Medieval China." *Journal of the Royal Asiatic Society* 17.2 (2007): 139–56.

——. *The Woman Who Discovered Printing*. New Haven, CT: Yale University Press, 2008.

Barrett, T. H., and Mark Strange. "Walking by Itself: The Singular History of the Chinese Cat." In *Animals Through Chinese History: Earliest Times to 1911*, edited by Roel Sterckx, Martina Siebert, and Dagmar Schäfer, 84–98. Cambridge: Cambridge University Press, 2019.

Baums, Stefan. "Inventing the *Pothi*: The Adoption and Spread of a New Manuscript Format in Indian Buddhism." In *Body and Cosmos: Studies in Early Indian Medical and Astral Sciences in Honor of Kenneth G. Zysk*, edited by Toke Lindegaard Knudsen, Jacob Schmidt-Madsen, and Sara Speyer, 343–62. Leiden, Netherlands: Brill, 2020.

Beck, Lily, trans. *De materia medica*, by Pedanius Dioscorides of Anazarbus. Hildesheim, Germany: Olms-Weidmann, 2017.

Bian, He [边和]. "Documenting Medications: Patients' Demand, Physicians' Virtuosity, and Genre-Mixing of Prescription-Cases (*Fang'an*) in Seventeenth-Century China." *Early Science and Medicine* 22.1 (2017): 103–23.

——. *Know Your Remedies: Pharmacy and Culture in Early Modern China*. Princeton, NJ: Princeton University Press, 2020.

Biller, Peter, and Joseph Ziegler, eds. *Religion and Medicine in the Middle Ages* (York Studies in Medieval Theology III). York, UK: York Medieval Press, 2001.

Bisset, N. G. "Arrow Poisons in China. Part I." *Journal of Ethnopharmacology* 1.4

(1979): 325–84.

——. "Arrow Poisons in China. Part II. *Aconitum*–Botany, Chemistry, and Pharmacology." *Journal of Ethnopharmacology* 4.3 (1981): 247–336.

Bokenkamp, Stephen R. "Answering a Summons." In *Religions of China in Practice*, edited by Donald S. Lopez Jr., 188–202. Princeton, NJ: Princeton University Press, 1996.

——. *Early Daoist Scriptures*. Berkeley: University of California Press, 1997.

——. "Li Bai, Huangshan, and Alchemy." *T'ang Studies* 25 (2007): 29–55.

Bol, Peter K. *Neo-Confucianism in History*. Cambridge, MA: Harvard University Asia Center, 2008.

Boltz, William. *The Origin and Early Development of the Chinese Writing System*. New Haven, CT: American Oriental Society, 1994.

Brook, Timothy. "Medievality and the Chinese Sense of History." *The Medieval History Journal* 1.1 (1998): 145–64.

Brown, Miranda. *The Art of Medicine in Early China: The Ancient and Medieval Origins of a Modern Archive*. New York: Cambridge University Press, 2015.

——. "'Medicine' in Early China." In *Routledge Handbook of Early Chinese History*, edited by Paul R. Goldin, 459–72. Abingdon, UK: Routledge, 2018.

Bynum, Caroline. "Material Continuity, Personal Survival, and the Resurrection of the Body: A Scholastic Discussion in Its Medieval and Modern Contexts." *History of Religions* 30.1 (1990): 51–85.

——. "Why All the Fuss about the Body? A Medievalist's Perspective." *Critical Inquiry* 22.1 (1995): 1–33.

Cai, Liang [蔡亮]. *Witchcraft and the Rise of the First Confucian Empire*. Albany: State University of New York Press, 2014.

Campany, Robert Ford. *To Live as Long as Heaven and Earth: A Translation and Study of Ge Hong's Traditions of Divine Transcendents*. Berkeley: University of California Press, 2002.

Cedzich, Ursula-Angelika. "Corpse Deliverance, Substitute Bodies, Name Change, and Feigned Death: Aspects of Metamorphosis and Immortality in Early Medieval China." *Journal of Chinese Religions* 29.1 (2001): 1-68.

陈登武,《从人间世到幽冥界——唐代的法制、社会与国家》,北京:北京大学出版社,2007。

陈国符,《道藏源流考》,北京:中华书局,1963。

——.《陈国符道藏研究论文集》,上海:上海古籍出版社,2004。

陈昊,《在写本与印本之间的方书——宋代〈千金方〉的书籍史》,《中医药杂志》,24.S1(2013):69—85。

——.《身分叙事与知识表述之间的医者之意——6—8世纪中国的书籍秩序、为医之体与医学身分的浮现》,上海:上海古籍出版社,2019。

——.《疾之成殇——秦宋之间的疾病名义与历史叙事中的存在》,上海:上海古籍出版社,2020。

陈亮,《东汉镇墓文所见道巫关系的再思考》,《形象史学》,9.1(2019):44—71。

陈明,《殊方异药——出土文书与西域医学》,北京:北京大学出版社,2005。

——.《中古医疗与外来文化》,北京:北京大学出版社,2013。

——.《敦煌的医疗与社会》,北京:中国大百科全书出版社,2018。

陈元朋,《两宋的"尚医士人"与"儒医"——兼论其在金元的流变》,台北:台湾大学出版社委员会,1997。

——.《〈本草经集注〉所载"陶注"中的知识类型、药产分布与北方药物的输入》,《中国社会历史评论》,12(2011):184—212。

——.《"生不可得见"的"有形之物"——中药材龙骨的认知变迁与使用历史》,《中央研究院历史语言研究所集刊》,88.3(2017):397—451。

Chen, Ruth Yun-ju [陈韵如]. "Accounts of Treating *Zhang* ("miasma") Disorders in Song Dynasty Lingnan: Remarks on Changing Literary Forms of Writing Experience."《汉学研究》34.3 (2016): 205-54.

——. *Good Formulas: Empirical Evidence in Mid-Imperial Chinese Medical Texts.* Seattle: University of Washington Press, 2023.

程锦,《唐医疾令复原研究》,《天一阁藏明钞本天圣令校证》,北京:中华书局,2006,第552—580页。

Collard, Franck. *The Crime of Poison in the Middle Ages*, translated by Deborah Nelson-Campbell. Westport, CT: Praeger, 2008.

Collard, Franck, and Évelyne Samama, eds. *Le corps à l'épreuve: Poisons, remèdes et chirurgie: aspects des practiques médicales dans l'Antiquité et au Moyen-Âge*. Langres, France: D. Guéniot, 2002.

Cook, Constance A. "A Fatal Case of *Gu* 蠱 Poisoning in Fourth-Century BC China." *East Asian Science, Technology, and Medicine* 44 (2016): 123–49.

——. "Exorcism and the Spirit Turtle." In *Metaphor and Meaning: Thinking Through Early China with Sarah Allan*, edited by Constance Cook, Christopher Foster, and Susan Blader. Albany: State University of New York Press, 2024.

Copp, Paul. *The Body Incantatory: Spells and the Ritual Imagination in Medieval Chinese Buddhism*. New York: Columbia University Press, 2014.

Csikszentmihalyi, Mark. "*Fangshi*." In *The Encyclopedia of Taoism*, edited by Fabrizio Pregadio, 406–9. London: Routledge, 2008.

Cullen, Christopher. "*Yi'an* 醫案 (Case Statements): The Origins of a Genre of Chinese Medical Literature." In *Innovation in Chinese Medicine*, edited by Elisabeth Hsu, 297–323. Cambridge: Cambridge University Press, 2001.

戴建国,《天一阁藏明抄本〈官品令〉考》,《历史研究》, 3（1999）: 71—86。

Daston, Lorraine, ed. *Things That Talk: Object Lessons from Art and Science*. New York: Zone Books, 2004.

Davis, Timothy M. "Lechery, Substance Abuse, and . . . Han Yu?" *Journal of the American Oriental Society* 135.1 (2015): 71–92.

de Groot, J. J. M. *The Religious System of China: Its Ancient Forms, Evolution, History and Present Aspect, Manners, Customs and Social Institutions Connected Therewith*, vol. 5, book II. Reprint of Leiden, Netherlands: E. J. Brill, 1892–1910; Taipei: Ch'eng Wen Publishing Company, 1972.

DeClercq, Dominik. *Writing Against the State: Political Rhetorics in Third and Fourth Century China*. Leiden, Netherlands: Brill, 1998.

Deleuze, Gilles, and Félix Guattari. *A Thousand Plateaus: Capitalism and Schizophrenia*, translated by Brian Massumi. Minneapolis: University of Minnesota Press, 1987.

邓启耀,《中国巫蛊考察》,上海:上海文艺出版社,1999。

d'Errico, Francesco et al. "Early Evidence of San Material Culture Represented by Organic Artifacts from Border Cave, South Africa." *Proceedings of the National Academy of Sciences* 109.33 (2012): 13214–19.

Derrida, Jacques. "Plato's Pharmacy." In *Dissemination*, translated by Barbara Johnson, 61–171. Chicago: University of Chicago Press, 1981.

Despeux, Catherine. "Gymnastics: The Ancient Tradition." In *Taoist Meditation and Longevity Techniques*, edited by Livia Kohn in cooperation with Yoshinobu Sakade, 223–61. Ann Arbor: Center for Chinese Studies, University of Michigan, 1989.

——. "The System of the Five Circulatory Phases and the Six Seasonal Influences (*wuyun liuqi*), a Source of Innovation in Medicine under the Song (960–1279)." In *Innovation in Chinese Medicine*, edited by Elisabeth Hsu, 121–65. Cambridge: Cambridge University Press, 2001.

——., ed. *Médecine, religion et société dans la Chine médiévale:* étude *de manuscrits chinois de Dunhuang et de Turfan*. Paris: Collège de France, Institut des Hautes Études Chinoises, 2010.

——. "Chinese Medicinal Excrement: Is There a Buddhist Influence on the Use of Animal Excrement-Based Recipes in Medieval China?" *Asian Medicine* 12.1–2 (2017): 139–69.

DeWoskin, Kenneth. *Doctors, Diviners, and Magicians of Ancient China: Biographies of Fang-shih*. New York: Columbia University Press, 1983.

Diamond, Norma. "The Miao and Poison: Interactions on China's Southwest Frontier." *Ethnology* 27.1 (1988): 1–25.

Dien, Albert E., and Keith N. Knapp, eds. *The Cambridge History of China*, vol. 2: *The Six Dynasties, 220–589*. Cambridge: Cambridge University Press, 2019.

丁光迪,《诸病源候论养生方导引法研究》,北京:人民卫生出版社,2010。

Doran, Rebecca. "The Cat Demon, Gender, and Religious Practice: Towards Reconstructing a Medieval Chinese Cultural Pattern." *Journal of the American Oriental Society* 135.4 (2015): 689–707.

Duden, Barbara. *The Woman beneath the Skin: A Doctor's Patients in Eighteenth-Century Germany,* translated by Thomas Dunlap. Cambridge, MA: Harvard University Press, 1991.

Dufton, Emily. *Grass Roots: The Rise and Fall and Rise of Marijuana in America.* New York: Basic Books, 2017.

Dumbacher, John et al. "Homobatrachotoxin in the Genus *Pitohui*: Chemical Defense in Birds?" *Science* 258.5083 (1992): 799–801.

Engelhardt, Ute. "Dietetics in Tang China and the First Extant Works of *Materia Dietetica.*" In *Innovation in Chinese Medicine*, edited by Elisabeth Hsu, 173–91. Cambridge: Cambridge University Press, 2001.

Epler, Deane C., Jr. "The Concept of Disease in Two Third Century Chinese Medical Texts." PhD diss., University of Washington, 1977.

Etkin, Nina L. " 'Side Effects' : Cultural Constructions and Reinterpretations of Western Pharmaceuticals." *Medical Anthropology Quarterly* 6.2 (1992): 99–113.

——. "The Negotiation of 'Side' Effects in Hausa (Northern Nigeria) Therapeutics." In *Medicines: Meanings and Contexts*, edited by Nina L. Etkin and Michael L. Tan, 17–32. Quezon City, Philippines: Health Action Information Network in coordination with the Medical Anthropology Unit, University of Amsterdam, 1994.

范家伟,《汉唐间之蛊毒》,《读史存稿》,黎汉基编,香港:雪峰文化事业公司,1998,第1—23页。

——.《六朝隋唐医学之传承与整合》,香港:中文大学出版社,2004。

——.《大医精诚——唐代国家、信仰与医学》,台北:东大图书公司,2007。

——.《刘禹锡与〈传信方〉——以唐代南方形象、贬官和验方为中心的考察》,《从医疗看中国史》,李建民主编,台北:联经出版事业股份有限公司,2008,第111—144页。

——.《中古时期的医者与病者》, 上海: 复旦大学出版社, 2010。

——. "The Period of Division and the Tang Period." In *Chinese Medicine and Healing: An Illustrated History*, edited by TJ Hinrichs and Linda L. Barnes, 65-96. Cambridge, MA: Belknap Press of Harvard University Press, 2013.

——.《北宋校正医书局新探——以国家与医学为中心》, 香港: 中华书局, 2014。

——. "*Ge xianweng Zhouhou beijifang.*" In *Early Medieval Chinese Texts: A Bibliographical Guide*, edited by Cynthia L. Chennault, Keith N. Knapp, Alan J. Berkowitz, and Albert E. Dien, 88-94. Berkeley, CA: Institute of East Asian Studies, 2015.

范行准,《中国医学史略》北京: 中医古籍出版社, 1986。

——.《中国病史新义》, 北京: 中医古籍出版社, 1989。

Farquhar, Judith. *Knowing Practice: The Clinical Encounter of Chinese Medicine*. Boulder, CO: Westview Press, 1994.

冯汉镛,《古方书辑佚》, 北京: 人民卫生出版社, 1993。

Feng, H. Y., and J. K. Shryock. "The Black Magic in China Known as *Ku*." *Journal of the American Oriental Society* 55 (1935): 1-30.

Fèvre, Francine. "Drôles de bestioles: qu'est-ce qu'un *chong*?" *Anthropozoologica* 18 (1993): 57-65.

Findlen, Paula, ed. *Early Modern Things: Objects and Their Histories, 1500-1800*. New York: Routledge, 2013.

付婷,《武则天"畏猫说"再探——兼论唐代"猫"的形象》,《唐史论丛》, 15 (2012): 96—109。

Fuenzalida, Ariel. "Pharmakontologies: Philosophy and the Question of Drugs." PhD diss., University of Western Ontario, 2009.

Fujieda, Akira [藤枝晃]. "The Tunhuang Manuscripts: A General Description (Part I)." *Zinbun: Memoirs of the Research Institute for Humanistic Studies, Kyoto University* 9 (1966): 1-32.

——. "The Tunhuang Manuscripts: A General Description (Part II)." *Zinbun: Memoirs of the Research Institute for Humanistic Studies, Kyoto University* 10 (1967): 17-39.

Furth, Charlotte. "Producing Medical Knowledge through Cases: History, Evidence, and Action." In *Thinking with Cases: Specialist Knowledge in Chinese Cultural History*, edited by Charlotte Furth, Judith T. Zeitlin, and Ping-chen Hsiung, 125–51. Honolulu: University of Hawai 'i Press, 2007.

阜阳汉简整理组,《阜阳汉简〈万物〉》,《文物》, 4（1988）：36—47。

干祖望,《孙思邈评传》, 南京：南京大学出版社, 1995。

高文铸,《外台秘要方丛考》,《外台秘要方》, 北京：华夏出版社, 1993, 第839—978页。

耿鉴庭,《西安南郊唐代窖藏里的医药文物》,《文物》1（1972）：56—60。

Gerke, Barbara. *Taming the Poisonous: Mercury, Toxicity, and Safety in Tibetan Medical Practice*. Heidelberg: Heidelberg University Publishing, 2021.

Gibbs, Frederick W. *Poison, Medicine, and Disease in Late Medieval and Early Modern Europe*. London: Routledge, 2019.

Goldschmidt, Asaf. *The Evolution of Chinese Medicine: Song Dynasty, 960–1200*. London: Routledge, 2009.

——. "Reasoning with Cases: The Transmission of Clinical Medical Knowledge in Twelfth-Century Song China." In *Antiquarianism, Language, and Medical Philology: From Early Modern to Modern Sino-Japanese Medical Discourses*, edited by Benjamin Elman, 19–51. Leiden, Netherlands: Brill, 2015.

——. *Medical Practice in Twelfth-century China: A Translation of Xu Shuwei's Ninety Discussions [Cases] on Cold Damage Disorders*. Cham: Springer, 2019.

Grant, Joanna. *A Chinese Physician: Wang Ji and the "Stone Mountain Medical Case Histories."* London: RoutledgeCurzon, 2003.

Greene, Jeremy, and Elizabeth Watkins, eds. *Prescribed: Writing, Filling, Using, and Abusing the Prescription in Modern America*. Baltimore: Johns Hopkins University Press, 2012.

Grell, Ole Peter, Andrew Cunningham, and Jon Arrizabalaga, eds. *"It All Depends on the Dose": Poisons and Medicines in European History*. London: Routledge, 2018.

Gruman, Gerald. *A History of Ideas about the Prolongation of Life: The Evolution of*

*Prolongevity Hypotheses to 1800*. Philadelphia: American Philosophical Society, 1966.

广州市文物管理委员会,《西汉南越王墓》,北京：文物出版社,1991。

郭正忠,《三至十四世纪中国的权衡度量》,北京：中国社会科学出版社,1993。

Hansen, Valerie. *The Open Empire: A History of China to 1800*. New York: W. W. Norton & Company, 2015.

Hanson, Marta. *Speaking of Epidemics in Chinese Medicine: Disease and the Geographic Imagination in Late Imperial China*. London: Routledge, 2011.

——. "Is the 2015 Nobel Prize a Turning Point for Traditional Chinese Medicine?" *The Conversation*, October 5, 2015.

郝保华,《从历史角度科学理性认识中药的毒副作用》,《毒理学史研究文集》,2（2003）：57。

Harper, Donald. "A Chinese Demonography of the Third Century B.C." *Harvard Journal of Asiatic Studies* 45.2 (1985): 459–98.

——. *Early Chinese Medical Literature: The Mawangdui Medical Manuscripts*. New York: Kegan Paul International, 1998.

——. "Physicians and Diviners: The Relation of Divination to the Medicine of the *Huangdi neijing* (Inner canon of the Yellow Thearch)." *Extrême-Orient, Extrême-Occident* 21 (1999): 91–110.

Herzberg, David. *Happy Pills in America: From Miltown to Prozac*. Baltimore: Johns Hopkins University Press, 2009.

——. *White Market Drugs: Big Pharma and the Hidden History of Addiction in America*. Chicago: University of Chicago Press, 2020.

日比野丈夫,「新唐書地理志の土貢について」,『東方学報』,17（1949）：83—99。

——.「陶弘景の本草集注に関する一考察—とくに産地の変遷について」,『杏雨』,1（1998）：1—20。

Hinrichs, TJ. "Governance through Medical Texts and the Role of Print." In *Knowledge and Text Production in an Age of Print: China, 900–1400*, edited by

Lucille Chia and Hilde De Weerdt, 217–38. Leiden, Netherlands: Brill, 2011.

——. "The Catchy Epidemic: Theorization and its Limits in Han to Song Period Medicine." *East Asian Science, Technology, and Medicine* 41 (2015): 19–62.

——. *Shamans, Witchcraft, and Quarantine: The Medical Transformation of Governance and Southern Customs in Mid-Imperial China*. Cambridge, MA: Harvard University Asia Center, forthcoming.

Ho, Peng Yoke [何丙郁]. *Explorations in Daoism: Medicine and Alchemy in Literature*. London: Routledge, 2007.

Ho, Ping-Yü[何丙郁], and Joseph Needham. "Elixir Poisoning in Medieval China." *Janus* 48 (1959): 221–51.

Holcombe, Charles. "Was Medieval China Medieval? (Post-Han to Mid-Tang)." In *A Companion to Chinese History*, edited by Michael Szonyi, 106–17. Hoboken, NJ: Wiley Blackwell, 2017.

Horden, Peregrine. "What's Wrong with Early Medieval Medicine?" *Social History of Medicine* 24.1 (2011): 5–25.

Hsu, Elisabeth. *Pulse Diagnosis in Early Chinese Medicine: The Telling Touch*. Cambridge: Cambridge University Press, 2010.

胡阿祥、胡海桐,《韩愈"足弱不能步"与"退之服硫黄"考辨》,《中华文史论丛》,98.2(2010):193—212。

胡明曌,《从新出孙行墓志探析药王生卒年》,《出土文献研究》,第十辑,北京:中华书局,2011,第406—410页。

胡平生、韩自强,《〈万物〉略说》,《文物》,4(1988):48—54。

Hu, Shiu-ying [胡秀英]. *An Enumeration of Chinese Materia Medica*. Hong Kong: Chinese University Press, 1980.

Huang, Shih-shan Susan [黄士珊]. "Daoist Imagery of Body and Cosmos, Part 2: Body Worms and Internal Alchemy." *Journal of Daoist Studies* 4 (2011): 33–64.

黄正建,《试论唐代前期皇帝消费的某些侧面——以〈通典〉卷六所记常贡为中心》,《唐研究》,6(2000):173—211.

Hulsewé, A. F. P. *Remnants of Ch'in Law: An Annotated Translation of the Ch'in Legal and Administrative Rules of the 3rd Century B.C. Discovered in Yün-meng Prefecture, Hu-pei Province, in 1975*. Leiden, Netherlands: Brill, 1985.

霍斌,《"毒"与中古社会》, 硕士学位论文, 陕西师范大学, 2012。

石田秀実,『こころとからだ: 中国古代における身体の思想』, 福岡: 中国書店, 1995。

——.「見鬼藥考」,『東方宗教』, 96 (2000): 38—57。

石野智大,「唐代両京の宮人患坊」,『法史学研究会会報』, 13 (2008): 25—35。

伊藤清司,『中国の神獣・悪鬼たち: 山海経の世界』, 東京: 東方書店, 1986。

岩本篤志,『唐代の医薬書と敦煌文献』, 東京: 角川学芸出版, 2015。

景蜀慧、肖荣,《中古服散的成因及传承: 从皇甫谧到孙思邈》,《唐研究》, 13 (2007): 337—368。

Jonas, Wayne B., Ted J. Kaptchuk, and Klaus Linde. "A Critical Overview of Homeopathy." *Annals of Internal Medicine* 138 (2003): 393-99.

Jones, Claire. "Formula and Formulation: 'Efficacy Phrases' in Medieval English Medical Manuscripts." *Neuphilologische Mitteilungen* 99 (1998): 199-209.

金仕起,《中国古代的医学、医史与政治》, 台北: 政大出版社, 2010。

Kaptchuk, Ted J. *The Web That Has No Weaver: Understanding Chinese Medicine*. New York: McGraw-Hill, 2000.

川原秀城,『毒薬は口に苦し—中国の文人と不老不死』, 東京: 大修館書店, 2001。

Kieschnick, John. *The Impact of Buddhism on Chinese Material Culture*. Princeton, NJ: Princeton University Press, 2003.

Kleeman, Terry. *Celestial Masters: History and Ritual in Early Daoist Communities*. Cambridge, MA: Harvard University Asia Center, 2016.

Knapp, Keith. "Did the Middle Kingdom Have a Middle Period? The Problem of 'Medieval' in China's History." *Education about Asia* 12.2 (2007): 8-13.

Köhle, Natalie. "A Confluence of Humors: Āyurvedic Conceptions of Digestion and the History of Chinese 'Phlegm' (*tan* 痰)." *Journal of the American Oriental*

*Society* 136.3 (2016): 465–93.

Kohn, Livia, ed. in cooperation with Yoshinobu Sakade. *Taoist Meditation and Longevity Techniques*. Ann Arbor: Center for Chinese Studies, University of Michigan, 1989.

——. *Chinese Healing Exercises: The Tradition of Daoyin*. Honolulu: University of Hawai ʻi Press, 2008.

郭贺翔,《隋唐医籍中关于毒的新认识——以三大医籍为中心的探讨》, 硕士学位论文, 台湾清华大学, 2006。

Kuriyama, Shigehisa [栗山茂久]. *The Expressiveness of the Body and the Divergence of Greek and Chinese Medicine*. New York: Zone Books, 1999.

——. "Epidemics, Weather, and Contagion in Traditional Chinese Medicine." In *Contagion: Perspectives from Pre-Modern Societies*, edited by Lawrence I. Conrad and Dominik Wujastyk, 3–22. Aldershot, UK: Ashgate, 2000.

Latour, Bruno. *We Have Never Been Modern*, translated by Catherine Porter. Cambridge, MA: Harvard University Press, 1993.

柳立言,《何谓"唐宋变革"?》,《中华文史论丛》, 81 (2006): 125—171。

李丰楙,《〈道藏〉所收早期道书的瘟疫观——以〈女青鬼律〉及〈洞渊神咒经〉为主》,《中国文哲研究集刊》, 3 (1993): 417—454。

李贞德,《女人的中国医疗史——汉唐之间的健康照顾与性别》, 台北: 三民书局, 2008。

Lee, Martin A. *Smoke Signals: A Social History of Marijuana—Medical, Recreational, and Scientific*. New York: Scribner, 2012.

Lei, Sean Hsiang-lin [雷祥麟]. "How Did Chinese Medicine Become Experiential? The Political Epistemology of *Jingyan*." *Positions* 10.2 (2002): 333–64.

——. *Neither Donkey nor Horse: Medicine in the Struggle over China's Modernity*. Chicago: University of Chicago Press, 2014.

梁其姿,《麻风: 一种疾病的医疗社会史》, 朱慧颖译, 北京: 商务印书馆, 2013。

Li, Hui-lin [李惠林]. "The Origin and Use of Cannabis in Eastern Asia: Their

Linguistic-Cultural Implications." In *Cannabis and Culture*, edited by Vera Rubin, 51–62. Berlin: De Gruyter Mouton, 1975.

Li, Jianmin [李建民]. "Contagion and its Consequences: The Problem of Death Pollution in Ancient China." In *Medicine and the History of the Body: Preceedings of the 20th, 21st and 22nd International Symposium on the Comparative History of Medicine—East and West*, edited by Yasuo Otsuka, Shizu Sakai, and Shigehisa Kuriyama, 201–22. Tokyo: Ishiyaku EuroAmerica, 1999.

——. "They Shall Expel Demons: Etiology, the Medical Canon and the Transformation of Medical Techniques before the Tang," translated by Sabine Wilms. In *Early Chinese Religion, Part One: Shang through Han (1250 BC–220 AD)*, edited by John Lagerwey and Marc Kalinowski, vol. 2, 1103–50. Leiden, Netherlands: Brill, 2008.

——.《死生之域——周秦汉脉学之源流》, 台北:"中研院"历史语言研究所, 2000。

——.《华佗隐藏的手术》, 台北: 东大图书股份有限公司, 2011。

——.《旅行者的史学》, 台北: 允晨文化实业股份有限公司, 2011。

——.《丝路上的牛黄药物交流史》,《中医药文化》, 13.1 (2018): 14—27。

李零,《五石考》,《中国方术续考》, 北京: 东方出版社, 2000, 第341—349页。

——.《药毒一家》,《中国方术续考》, 北京: 东方出版社, 2000, 第28—38页。

——.《炼丹术的起源和服食祝由》,《中国方术考(修订本)》, 北京: 东方出版社, 2000, 第301—340页。

李荣华,《隋代"巫蛊之术"新探》,《五邑大学学报》, 12.3 (2010): 78—81。

廖芮茵,《唐代服食养生研究》, 台北: 学生书局, 2004。

廖育群,《歧黄医道》, 沈阳: 辽宁教育出版社, 1991。

——.《考订〈名医别录〉及其与陶弘景著述的关系》,《自然科学史研究》, 11.3 (1992): 261—269。

——.《印度古代药物分类法及其可能对中国医学产生的影响》,《自然辩证法通讯》, 17.2 (1995): 56—63.

——.《认识印度传统医学》, 台北: 东大图书公司, 2003。

——.《中国传统医学的“传统”与“革命”》,《医者意也——认识中国传统医学》, 台北: 东大图书公司, 2003, 第209—225。

Lin, Fu-shih [林富士]. “The Image and Status of Shamans in Ancient China.” In *Early Chinese Religion, Part One: Shang through Han (1250 BC – 220 AD)*, edited by John Lagerwey and Marc Kalinowski, vol. 1, 397 – 458. Leiden, Netherlands: Brill, 2008.

林富士,《中国中古时期的宗教与医疗》, 台北: 联经出版事业股份有限公司, 2008。

刘宝玲,《以虫为象——汉唐时期医籍中的虫》, 硕士学位论文, 台湾清华大学, 2004。

刘淑芬,《中古的佛教与社会》, 上海: 上海古籍出版社, 2008。

——.《慈悲清净: 佛教与中古社会生活》, 北京: 商务印书馆, 2017。

Liu, Yan [刘焱]. “Poisonous Medicine in Ancient China.” In *History of Toxicology and Environmental Health Series: Toxicology in Antiquity*, edited by Philip Wexler, 431 – 39. London: Elsevier, 2019.

——. “Words, Demons, and Illness: Incantatory Healing in Medieval China.” *Asian Medicine* 14 (2019): 1 – 29.

——. “Poisons in the Premodern World,” *Encyclopedia of the History of Science* (May 2021).

——. “Understanding Poison: Study of a Word *Du* from the Perspective of Comparative History.” *Chinese Medicine and Culture* 6.3 (2023): 290–296.

Liu, Yan, and Shigehisa Kuriyama. “Fluid Being: Mercury in Chinese Medicine and Alchemy.” In *Fluid Matter(s): Flow and Transformation in the History of the Body*, edited by Natalie Köhle and Shigehisa Kuriyama. Canberra: Australian National University Press, 2020.

Lloyd, Geoffrey, and Nathan Sivin. *The Way and the Word: Science and Medicine in Early China and Greece*. New Haven, CT: Yale University Press, 2002.

Lo, Vivienne. “Tracking the Pain: *Jue* and the Formation of a Thoery of Circulating *Qi* through the Channels.” *Sudhoffs Archiv*, 83.2 (1999): 191 – 211.

——. "The Influence of Nurturing Life Culture on the Development of Western Han Acumoxa Therapy." In *Innovation in Chinese Medicine*, edited by Elisabeth Hsu, 19–51. Cambridge: Cambridge University Press, 2001.

——. "Pleasure, Prohibition, and Pain: Food and Medicine in Traditional China." In *Of Tripod and Palate: Food, Politics, and Religion in Traditional China*, edited by Roel Sterckx, 163–85. New York: Palgrave Macmillan, 2004.

——. *Potent Flavours: A History of Nutrition in China*. London: Reaktion Books, forthcoming.

Lo, Vivienne, and Christopher Cullen, eds. *Medieval Chinese Medicine: The Dunhuang Medical Manuscripts*. London: RoutledgeCurzon, 2005.

Loewe, Michael. "The Case of Witchcraft in 91 B.C.: Its Historical Setting and Effect on Han Dynastic History." *Asia Major* 15.2 (1970): 159–96.

Lord, Graham et al. "Urothelial Malignant Disease and Chinese Herbal Nephropathy." *Lancet* 358.9292 (2001): 1515–16.

Lu, Gwei-Djen [鲁桂珍], and Joseph Needham. *Celestial Lancets: A History and Rationale of Acupuncture and Moxa*. Cambridge: Cambridge University Press, 1980.

卢向前,《伯希和三七一四号背面传马坊文书研究》,《敦煌吐鲁番文献研究论集》, 北京: 中华书局, 1982, 第671—674页。

——.《武则天"畏猫说"与隋室"猫鬼之狱"》,《中国史研究》, 1 (2006): 81—94。

鲁迅,《魏晋风度及文章与药及酒之关系》, 收入《鲁迅全集》第三卷, 北京: 人民文学出版社, 1973, 第486—507页。

Marcon, Federico. *The Knowledge of Nature and the Nature of Knowledge in Early Modern Japan*. Chicago: University of Chicago Press, 2015.

Mather, Richard B., trans. *Shih-shuo Hsin-yü: A New Account of Tales of the World*. Ann Arbor: Center for Chinese Studies, University of Michigan, 2002.

真柳誠,「鴆鳥—実在から伝説へ」,『物のイメージ・本草と博物学への招待』, 山田慶兒編, 東京: 朝日新聞社, 1994, 第151—185頁。

Mayanagi, Makoto [真柳誠]. "The Three *Juan* Edition of *Bencao jizhu* and Excavated Sources," translated by Sumiyo Umekawa. In *Medieval Chinese Medicine: The Dunhuang Medical Manuscripts*, edited by Vivienne Lo and Christopher Cullen, 306-21. London: RoutledgeCurzon, 2005.

McVaugh, Michael. "The *Experimenta* of Arnald of Villanova." *Journal of Medieval and Renaissance Studies* 1.1 (1971): 107-18.

Messer, Ellen. "Hot/Cold Classifications and Balancing Actions in Mesoamerican Diet and Health." In *The Body in Balance: Humoral Medicines in Practice*, edited by Peregrine Horden and Elisabeth Hsu, 149-67. New York: Berghahn Books, 2013.

Miller, Daniel, ed. *Materiality*. Durham, NC: Duke University Press, 2005.

Mitchell, Craig, Feng Ye, and Nigel Wiseman, trans. *Shang Han Lun: On Cold Damage*. Brookline, MA: Paradigm Publications, 1999.

Miura, Kunio [三浦國雄]. "*Xianren.*" In *The Encyclopedia of Taoism*, edited by Fabrizio Pregadio, 1092-94. London: Routledge, 2008.

Miyakawa, Hisayuki [宮川尚志]. "An Outline of the Naitō Hypothesis and its Effects on Japanese Studies of China." *Far Eastern Quarterly* 14.4 (1955): 533-52.

宮下三郎,「隋唐時代の医療」,『中国中世科学技術史の研究』, 藪内清編, 東京: 角川書店, 1963, 第259—288頁。

Mollier, Christine. *Une apocalypse taoïste du $V^e$ siècle: le Livre des incantations divines des grottes abyssales*. Paris: Collège de France, Institut des Hautes Études Chinoises, 1990.

——. "Visions of Evil: Demonology and Orthodoxy in Early Daoism." In *Daoism in History: Essays in Honour of Liu Ts'un-yan*, edited by Benjamin Penny, 74-100. London: Routledge, 2006.

——. *Buddhism and Taoism Face to Face: Scripture, Ritual, and Iconographic Exchange in Medieval China*. Honolulu: University of Hawai'i Press, 2008.

牟润孙,《毒药苦口》,《海遗杂著》, 香港: 中文大学出版社, 1990, 第437—438页。

Nappi, Carla. *The Monkey and the Inkpot: Natural History and its Transformations in Early Modern China*. Cambridge, MA: Harvard University Press, 2009.

Needham, Joseph et al. *Science and Civilisation in China*, vol. 5, *Chemistry and Chemical Technology*. Cambridge: Cambridge University Press, 1974 (pt. II), 1976 (pt. III), and 1980 (pt. IV).

Needham, Joseph, with the collaboration of Lu Gwei-Djen and edited by Nathan Sivin. *Science and Civilisation in China*, vol. 6, pt. VI, *Medicine*. Cambridge: Cambridge University Press, 2000.

Nickerson, Peter. "The Great Petition for Sepulchral Plaints." In *Early Daoist Scriptures*, by Stephen Bokenkamp, 230–74. Berkeley: University of California Press, 1997.

Nugent, Christopher. *Manifest in Words, Written on Paper: Producing and Circulating Poetry in Tang Dynasty China*. Cambridge, MA: Harvard University Asia Center, 2010.

Nylan, Michael. *The Five "Confucian" Classics*. New Haven, CT: Yale University Press, 2001.

Obringer, Frédéric. *L'aconit et l'orpiment: Drogues et poisons en Chine ancienne et médiévale*. Paris: Fayard, 1997.

——. "A Song Innovation in Pharmacotherapy: Some Remarks on the Use of White Arsenic and Flowers of Arsenic." In *Innovation in Chinese Medicine*, edited by Elisabeth Hsu, 192–213. Cambridge: Cambridge University Press, 2001.

冈西为人,《宋以前医籍考》,北京：人民卫生出版社, 1958。

Parascandola, John. "The Drug Habit: The Association of the Word 'Drug' with Abuse in American History." In *Drugs and Narcotics in History*, edited by Roy Porter and Mikuláš Teich, 156–67. Cambridge: Cambridge University Press, 1995.

——. *King of Poisons: A History of Arsenic*. Washington, DC: Potomac Books, 2012.

Pettit, J. E. E. "Learning from Maoshan: Temple Construction in Early Medieval China." PhD diss., Indiana University, 2013.

Pollan, Michael. *How to Change Your Mind: What the New Science of Psychedelics Teaches Us about Consciousness, Dying, Addiction, Depression, and Transcendence*. New York: Penguin Press, 2018.

Pomata, Gianna. *Contracting a Cure: Patients, Healers, and the Law in Early Modern Bologna*. Baltimore: Johns Hopkins University Press, 1998.

——. "Observation Rising: Birth of an Epistemic Genre, 1500-1650." In *Histories of Scientific Observation*, edited by Lorraine Daston and Elizabeth Lunbeck, 45-80. Chicago: University of Chicago Press, 2011.

——. "The Medical Case Narrative: Distant Reading of an Epistemic Genre." *Literature and Medicine* 32.1 (2014): 1-23.

——. "The Medical Case Narrative in Pre-Modern Europe and China: Comparative History of an Epistemic Genre." In *A Historical Approach to Casuistry: Norms and Exceptions in a Comparative Perspective*, edited by Carlo Ginzburg and Lucio Biasiori, 15-46. London: Bloomsbury Academic, 2019.

蒲慕州,《巫蛊之祸的政治意义》,《"中央"研究院历史语言研究所集刊》,57.3(1987):511—538。

Poo, Mu-chou [蒲慕州]. "The Concept of Ghost in Ancient Chinese Religion." In *Religion and Chinese Society*, vol. I: *Ancient and Medieval China*, edited by John Lagerwey, 173-91. Hong Kong: Chinese University Press, 2004.

Porkert, Manfred. *The Theoretical Foundations of Chinese Medicine: Systems of Correspondence*. Cambridge, MA: MIT Press, 1974.

Pregadio, Fabrizio. "Elixirs and Alchemy." In *Daoism Handbook*, edited by Livia Kohn, 165-95. Leiden, Netherlands: Brill, 2000.

——. "The Early History of the *Zhouyi cantong qi*." *Journal of Chinese Religions* 30 (2002): 149-76.

——. *Great Clarity: Daoism and Alchemy in Early Medieval China*. Stanford, CA: Stanford University Press, 2006.

——. "Which Is the Daoist Immortal Body?" *Micrologus* 26 (2018): 385-407.

——. "Seeking Immortality in Ge Hong's *Baopuzi Neipian*." In *Dao Companion to*

*Xuanxue* 玄學 [*Neo-Daoism*], edited by David Chai, 427–56. Cham, Switzerland: Springer, 2020.

Puett, Michael. "The Ethics of Responding Properly: The Notion of *Qing* 情 in Early Chinese Thought." In *Love and Emotions in Traditional Chinese Literature*, edited by Halvor Eifring, 37–68. Leiden, Netherlands: Brill, 2004.

齐东方、申秦雁,《花舞大唐春》, 北京: 文物出版社, 2003。

丘光明,《中国历代度量衡考》, 北京: 科学出版社, 1992。

Rao, Yi [饶毅], Runhong Li [黎润红], and Daqing Zhang [张大庆]. "A Drug from Poison: How the Therapeutic Effect of Arsenic Trioxide on Acute Promyelocytic Leukemia Was Discovered." *Science China: Life Sciences* 56.6 (2013): 495–502.

饶宗颐,《中国史学上之正统论——中国史学观念探讨之一》, 香港: 龙门书店, 1977。

任育才,《唐代的医疗组织与医学教育》,《"中研院"国际汉学会议论文集（历史考古组）》, 台北:"中研院", 1980, 第449—473页。

Rankin, Alisha. *The Poison Trials: Wonder Drugs, Experiment, and the Battle for Authority in Renaissance Science*. Chicago: University of Chicago Press, 2021.

Richter, Antje, and Charles Chace. "The Trouble with Wang Xizhi: Illness and Healing in a Fourth-Century Chinese Correspondence." *T'oung Pao* 103.1–3 (2017): 33–93.

Riddle, John. *Dioscorides on Pharmacy and Medicine*. Austin: University of Texas Press, 1985.

Rinella, Michael. *Pharmakon: Plato, Drug Culture, and Identity in Ancient Athens*. Lanham, MD: Lexington Books, 2011.

Robinet, Isabelle. "Metamorphosis and Deliverance from the Corpse in Taoism." *History of Religions* 19.1 (1979): 37–70.

——. *Taoism: Growth of a Religion*, translated by Phyllis Brooks. Stanford, CA: Stanford University Press, 1997.

荣新江,《敦煌学十八讲》, 北京: 北京大学出版社, 2001.

Rosenberg, Charles E. *Explaining Epidemics and Other Studies in the History of Medicine*. Cambridge: Cambridge University Press, 1992.

坂出祥伸,『中国古代養生思想の総合的研究』,東京: 平河出版社,1988。

——.「隋唐時代における鐘乳石服用の流行について」,『中國古代科學史論』,山田慶兒・田中淡編,京都: 京都大学人文科学研究所,1989,第615—644頁。

——.『中國思想研究: 醫藥養生・科學思想篇』,大阪: 関西大学出版部,1999。

Salguero, C. Pierce. "The Buddhist Medicine King in Literary Context: Reconsidering an Early Medieval Example of Indian Influence on Chinese Medicine and Surgery." *History of Religions* 48.3 (2009): 183-210.

——. *Translating Buddhist Medicine in Medieval China*. Philadelphia: University of Pennsylvania Press, 2014.

佐藤利行,「王羲之と五石散」,『広島大学大学院文学研究科論集』,65.1(2005): 1—13。

Schafer, Edward H. *The Golden Peaches of Samarkand: A Study of T'ang Exotics*. Berkeley: University of California Press, 1963.

——. *The Vermilion Bird: T'ang Images of the South*. Berkeley: University of California Press, 1967.

——. "The Transcendent Vitamin: Efflorescence of Lang-kan." *Chinese Science* 3 (1978): 27-38.

Scheid, Volker. *Chinese Medicine in Contemporary China: Plurality and Synthesis*. Durham, NC: Duke University Press, 2002.

Schipper, Kristofer. *The Taoist Body*, translated by Karen C. Duval. Berkeley: University of California Press, 1994.

陕西省博物馆革委会写作小组,《西安南郊何家村发现唐代窖藏文物》,《文物》,1(1972): 30—42。

尚志钧,《〈雷公炮炙论〉有关文献研究》,《雷公炮炙论》,合肥: 安徽科学技术出版社,1992,第139—143页。

沈睿文,《安禄山服散考》,上海: 上海古籍出版社,2015。

史志诚,《中国古代毒字及其相关词汇考》,《毒理学史研究文集》, 3 (2004): 1—9.

白川静,「媚蠱關係字説——中国古代における呪術儀禮の一面」,『甲骨金文学論集』, 京都: 朋友書店, 1974, 第443—503頁。

Siraisi, Nancy. *Medieval and Early Renaissance Medicine: An Introduction to Knowledge and Practice*. Chicago: University of Chicago Press, 1990.

Sivin, Nathan. "A Seventh-Century Chinese Medical Case History." *Bulletin of the History of Medicine* 41.3 (1967): 267–73.

——. *Chinese Alchemy: Preliminary Studies*. Cambridge, MA: Harvard University Press, 1968.

——. "Chinese Alchemy and the Manipulation of Time." *Isis* 67.4 (1976): 512–26.

——. *Traditional Medicine in Contemporary China: A Partial Translation of Revised Outline of Chinese Medicine (1972): with an Introductory Study on Change in Present-Day and Early Medicine*. Ann Arbor: Center for Chinese Studies, University of Michigan, 1987.

——. "On the Limits of Empirical Knowledge in Chinese and Western Science." In *Rationality in Question: On Eastern and Western Views of Rationality*, edited by Shlomo Biderman and Ben-Ami Scharfstein, 165–89. Leiden, Netherlands: Brill, 1989.

——. "On the Word 'Taoist' as a Source of Perplexity. With Special Reference to the Relations of Science and Religion in Traditional China." In *Medicine, Philosophy and Religion in Ancient China: Researches and Reflections*, 303–30. Aldershot, UK: Variorum, 1995.

——. "Taoism and Science." In *Medicine, Philosophy and Religion in Ancient China: Researches and Reflections*, VII, 1–72. Aldershot, UK: Variorum, 1995.

——. "Text and Experience in Classical Chinese Medicine." In *Knowledge and the Scholarly Medical Traditions*, edited by Don Bates, 177–204. Cambridge: Cambridge University Press, 1995.

——. *Health Care in Eleventh-Century China*. New York: Springer, 2015.

Skar, Lowell, and Fabrizio Pregadio. "Inner Alchemy (*Neidan*)." In *Daoism*

*Handbook*, edited by Livia Kohn, 464–97. Leiden, Netherlands: Brill, 2000.

Smith, Hilary. *Forgotten Disease: Illnesses Transformed in Chinese Medicine*. Stanford, CA: Stanford University Press, 2017.

Smith, Paul Jakov, and Richard von Glahn, eds. *The Song-Yuan-Ming Transition in Chinese History*. Cambridge, MA: Harvard University Asia Center, 2003.

Stanley-Baker, Michael [徐源]. "Cultivating Body, Cultivating Self: A Critical Translation and History of the Tang Dynasty *Yangxing yanming lu* 養性延命録 (Records of Cultivating Nature and Extending Life)." Master's thesis, Indiana University, 2006.

——. "Daoists and Doctors: The Role of Medicine in Six Dynasties Shangqing Daoism." PhD diss., University College London, 2013.

——.《葛仙翁肘后备急方》,《道藏辑要 · 提要》, 黎志添编, 香港: 香港中文大学出版社, 2021, 第809—819页。

Steavu, Dominic. "Paratexuality, Materiality, and Corporeality in Medieval Chinese Religions: Talismans (*fu*) and Diagrams (*tu*)." *Journal of Medieval Worlds* 1.4 (2019): 11–40.

Sterckx, Roel. *The Animal and the Daemon in Early China*. Albany: State University of New York Press, 2002.

——. *Food, Sacrifice, and Sagehood in Early China*. Cambridge: Cambridge University Press, 2011.

Stevenson, Lloyd. *The Meaning of Poison*. Lawrence: University of Kansas Press, 1959.

Strickmann, Michel. "The Mao Shan Revelations: Taoism and the Aristocracy." *T'oung Pao* 63.1 (1977): 1–64.

——. "On the Alchemy of T'ao Hung-ching." In *Facets of Taoism: Essays in Chinese Religion*, edited by Holmes Welch and Anna Seidel, 123–92. New Haven, CT: Yale University Press, 1979.

——. *Chinese Magical Medicine*, edited by Bernard Faure. Stanford, CA: Stanford University Press, 2002.

Tackett, Nicolas. *The Origins of the Chinese Nation: Song China and the Forging of an*

*East Asian World Order*. Cambridge: Cambridge University Press, 2017.

Tambiah, Stanley. *Magic, Science, Religion, and the Scope of Rationality*. Cambridge: Cambridge University Press, 1990.

汤用彤,《魏晋玄学论稿》,北京:人民出版社,1957。

Taylor, Kim. *Chinese Medicine in Early Communist China, 1945–1963: A Medicine of Revolution*. London: RoutledgeCurzon, 2005.

Temkin, Owsei. "The Scientific Approach to Disease: Specific Entity and Individual Sickness." In *Scientific Change: Historical Studies in the Intellectual, Social and Technical Conditions for Scientific Discovery and Technical Innovation, from Antiquity to the Present*, edited by A. C. Crombie, 629–47. New York: Basic Books, 1963.

田晓菲,《尘几录:陶渊明与手抄本文化研究》,北京:中华书局,2007。

藤堂明保,『漢字語源辞典』,東京:學燈社,1965。

Tomes, Nancy. *Remaking the American Patient: How Madison Avenue and Modern Medicine Turned Patients into Consumers*. Chapel Hill: University of North Carolina Press, 2016.

Touwaide, Alain. "Les poisons dans le monde antique et byzantin: introduction à une analyse systémique." *Revue d'histoire de la pharmacie* 290 (1991): 265–81.

Tsien, Tsuen-hsuin [钱存训]. *Written on Bamboo and Silk: The Beginnings of Chinese Books and Inscriptions*. Chicago: University of Chicago Press, 2004.

涂丰恩,《救命——明清中国的医生与病人》,台北:三民书局,2012。

Twitchett, Denis, and Michael Loewe, eds. *The Cambridge History of China*, vol. 1: *The Ch'in and Han Empires, 221 B.C.–A.D. 220*. Cambridge: Cambridge University Press, 1986.

Unschuld, Paul U. "Zur Bedeutung des Terminus *tu* 毒 in der traditionellen medizinisch-pharmazeutischen Literatur Chinas." *Sudhoffs Archiv* 59.2 (1975): 165–83.

——. "Ma-wang-tui *Materia Medica*: A Comparative Analysis of Early Chinese Pharmaceutical Knowledge." *Zinbun: Memoirs of the Research Institute for Humanistic Studies, Kyoto University* 18 (1982): 11–63.

——. *Medicine in China: A History of Pharmaceutics*. Berkeley: University of

California Press, 1986.

——. "Traditional Chinese Medicine: Some Historical and Epistemological Reflections." *Social Science & Medicine* 24.12 (1987): 1023-29.

——. *Huang Di nei jing su wen: Nature, Knowledge, Imagery in an Ancient Chinese Medical Text*. Berkeley: University of California Press, 2003.

van Schaik, Sam, and Imre Galambos. *Manuscripts and Travellers: The Sino-Tibetan Documents of a Tenth-Century Buddhist Pilgrim*. Berlin: De Gruyter, 2012.

Vogel, Hans Ulrich, and Günter Dux, eds. *Concepts of Nature: A Chinese-European Cross-Cultural Perspective*. Leiden, Netherlands: Brill, 2010.

von Glahn, Richard. *The Sinister Way: The Divine and the Demonic in Chinese Religious Culture*. Berkeley: University of California Press, 2004.

——. *The Economic History of China: From Antiquity to the Nineteenth Century*. Cambridge: Cambridge University Press, 2016.

Wagner, Rudolf G. "Lebensstil und Drogen im Chinesischen Mittelalter." *T'oung Pao* 59.1 (1973): 79-178.

——. *Language, Ontology, and Political Philosophy in China: Wang Bi's Scholarly Exploration of the Dark (Xuanxue)*. Albany: State University of New York, 2003.

王家葵,《陶弘景丛考》,济南：齐鲁书社,2003。

王家葵、张瑞贤、银海：《〈新修本草〉纂修人员考》,《中华医史杂志》,30.4（2000）：200—204。

王奎克,《"五石散"新考》,《中国古代化学史研究》,赵匡华编,北京：北京大学出版社,1985,第80—87页。

王奎克等,《砷的历史在中国》,《中国古代化学史研究》,赵匡华编,北京：北京大学出版社,1985,第14—38页。

王明珂,《女人、不洁与村寨认同：岷江上游的毒药猫故事》,《"中央"研究院历史语言研究所集刊》70.3（1999）：699—738。

——.《毒药猫理论：恐惧与暴力的社会根源》,台北：允晨文化实业股份有限公司,2021。

王永兴,《唐代土贡资料系年——唐代土贡研究之一》,《北京大学学报》,4

(1982): 60—65, 59。

Weatherall, Miles. "Drug Therapies." In *Companion Encyclopedia of the History of Medicine*, vol. 2, edited by W. F. Bynum and Roy Porter, 915-38. London: Routledge, 1993.

Webster, Charles. *Paracelsus: Medicine, Magic and Mission at the End of Time*. New Haven, CT: Yale University Press, 2008.

韦兵,《从〈彰明县附子记〉看宋代士大夫对附子的认识》,《宋史研究论文集》,邓小南等编,郑州:河南大学出版社,2014,第310—322页。

Weitz, Ankeney. *Zhou Mi's "Record of Clouds and Mist Passing before One's Eyes": An Annotated Translation*. Leiden, Netherlands: Brill, 2002.

Whorton, James. *The Arsenic Century: How Victorian Britain Was Poisoned at Home, Work, and Play*. Oxford: Oxford University Press, 2010.

Whyte, Susan Reynolds, Sjaak van der Geest, and Anita Hardon, eds. *Social Lives of Medicines*. Cambridge: Cambridge University Press, 2002.

Wilms, Sabine. *The Divine Farmer's Classic of Materia Medica: Shen Nong Bencao Jing*. Corbett, OR: Happy Goat Productions, 2017.

Xing, Wen. "The Hexagram *Gu*." In *Chinese Medicine and Healing: An Illustrated History*, edited by TJ Hinrichs and Linda Barnes, 20-21. Cambridge, MA: Belknap Press of Harvard University Press, 2013.

Yamada, Keiji [山田慶兒]. "The Formation of the *Huang-ti Nei-ching*." *Acta Asiatica* 36 (1979): 67-89.

——.「本草の起源」,『中國古代科學史論』,山田慶児・田中淡編,京都大学人文科学研究所,1989,451—567。

——.『本草と夢と錬金術と——物質的想像力の現象学』,東京:朝日新聞社,1997。

Yamada, Toshiaki [山田利明]. "Longevity Techniques and the Compilation of the *Lingbao wufuxu*." In *Taoist Meditation and Longevity Techniques*, edited by Livia Kohn in cooperation with Yoshinobu Sakade, 99-124. Ann Arbor: Center for Chinese Studies, University of Michigan, 1989.

严奇岩,《从唐代贡品药材看四川地道药材》,《中华医史杂志》, 33.2(2003): 76—81。

Yang, Dolly. "Prescribing 'Guiding and Pulling' : The Institutionalisation of Therapeutic Exercise in Sui China (581－618 CE)." PhD diss., University College London, 2018.

Yang, Yong [杨勇], and Miranda Brown. "The Wuwei Medical Manuscripts: A Brief Introduction and Translation." *Early China* 40 (2017): 241－301.

Yates, Frances A. *Giordano Bruno and the Hermetic Tradition*. Chicago: University of Chicago Press, 1964.

Yoeli-Tlalim, Ronit. *ReOrienting Histories of Medicine: Encounters along the Silk Roads*. London: Bloomsbury Academic, 2021.

Yokote, Yutaka [黄手裕]. "Daoist Internal Alchemy." In *Modern Chinese Religion I: Song-Liao-Jin-Yuan (960－1368 AD)*, vol. 2, edited by John Lagerwey and Pierre Marsone, 1053－1110. Leiden, Netherlands: Brill, 2014.

吉川忠夫,「静室考」,『東方学報』, 59(1987): 125—162。

于赓哲,《唐代疾病、医疗史初探》, 北京: 中国社会科学出版社, 2011。

余嘉锡,《寒食散考》,《余嘉锡论学杂著》, 北京: 中华书局, 1963, 第181—226页。

余舜德编,《体物入微: 物与身体感的研究》, 新竹: 台湾清华大学出版社, 2008。

余欣,《中古异相: 写本时代的学术、信仰与社会》, 上海: 上海古籍出版社, 2011。

余岩,《古代疾病名候疏义》, 北京: 人民卫生出版社, 1953。

——.《毒药辨》,《医学革命论选》, 台北: 艺文印书馆, 1976, 第1—4页。

Yü, Ying-shih [余英时]. "Life and Immortality in the Mind of Han China." *Harvard Journal of Asiatic Studies* 25 (1964－65): 80－122.

——. "Individualism and the Neo-Taoist Movement in Wei-Chin China." In *Individualism and Holism: Studies in Confucian and Taoist Values*, edited by Donald J. Munro, 121－56. Ann Arbor: Center for Chinese Studies, University of Michigan, 1985.

张超然,《由仙而真:〈紫阳真人内传〉所标示的新修道路径》,《丹道研究》, 1（2006）: 260—326。

张广达,《内藤湖南的唐宋变革说及其影响》,《唐研究》, 11（2005）: 5—71。

张嘉凤,《“疾疫”与“相染”: 以〈诸病源候论〉为中心试论魏晋至隋唐之间医籍的疾病观》,《疾病的历史》, 林富士编, 台北: 联经出版事业股份有限公司, 2011, 第157—199页。

Zhang Ruixian [张瑞贤], Wang Jiakui [王家葵], and Michael Stanley-Baker [徐源]. “The Earliest Stone Medical Inscription.” In *Imagining Chinese Medicine*, edited by Vivienne Lo and Penelope Barrett, 373－88. Leiden, Netherlands: Brill, 2018.

张瑞贤,《〈神农本草经〉研究》, 北京: 北京科学技术出版社, 2001。

张书豪,《西汉“尧后火德”说的成立》,《汉学研究》, 29.3（2011）: 1—27。

张志斌,《中国古代疫病流行年表》, 福州: 福建科学技术出版社, 2007。

赵匡华,《我国古代“抽砂炼汞”的演进及其化学成就》,《中国古代化学史研究》, 赵匡华编, 北京: 北京大学出版社, 1985, 第128—153页。

郑炳林、党新玲,《唐代敦煌僧医考》,《敦煌学》, 20（1995）: 31—46。

郑炳林、高伟,《从敦煌文书看唐五代敦煌地区的医事状况》,《西北民族学院学报》, 1（1997）: 68—73。

Zheng Jinsheng [郑金生], Nalini Kirk, Paul D. Buell, and Paul U. Unschuld, eds. *Dictionary of the Ben Cao Gang Mu, vol. 3: Persons and Literary Sources.* Berkeley: University of California Press, 2018.

郑金生,《药林外史》, 台北: 三民书局, 2005。

Zheng, Yangwen. *The Social Life of Opium in China*. Cambridge: Cambridge University Press, 2005.

钟国发,《陶弘景评传》, 南京: 南京大学出版社, 2005。

周左锋,《〈唐六典〉记载的土贡药材分析》,《江西中医学院学报》, 23.4（2011）: 13—18。

Zuo, Ya [左娅]. *Shen Gua's Empiricism*. Cambridge, MA: Harvard University Asia Center, 2018.

守 望 思 想　　逐 光 启 航

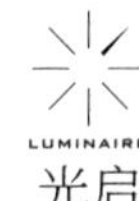


**以毒为药：古代中国的医疗、文化与政治**

刘　焱 著

朱慧颖 译

---

策划编辑　张婧易
责任编辑　张婧易
营销编辑　池　淼　赵宇迪
装帧设计　赵　瑾

---

出版：上海光启书局有限公司
地址：上海市闵行区号景路 159 弄 C 座 2 楼 201 室　201101
发行：上海人民出版社发行中心
印刷：上海盛通时代印刷有限公司
制版：南京展望文化发展有限公司

---

开本：890mm×1240mm　1/32
印张：8.25　字数：185,000　插页：2
2024 年 7 月第 1 版　2025 年 4 月第 5 次印刷
定价：79.00 元
ISBN: 978-7-5452-2006-3/R · 3

**图书在版编目 (CIP) 数据**

以毒为药：古代中国的医疗、文化与政治 / 刘焱著；
朱慧颖译 . —上海：光启书局，2024（2025.4 重印）
书名原文 : Healing with Poisons: Potent
Medicines in Medieval China
ISBN 978-7-5452-2006-3

Ⅰ. ①以… Ⅱ. ①刘… ②朱… Ⅲ. ①医学史—中国
—古代 Ⅳ. ① R-092

中国国家版本馆 CIP 数据核字（2024）第 090826 号

***Healing with Poisons:***

*Potent Medicines in Medieval China*



First published by University of Washington Press